子どもの知力・体力・集中力が健やかに伸びる！

ピーマン・ニンジン・セロリ・ナス・シイタケ
嫌われ食材ワースト5でつくる

美味しい食育レシピ

歯科医師・
Ryuメディカルグループ 代表
小嶋隆三

管理栄養士 栄養教諭・
Ryuメディカルクッキング代表講師
小川侑子

はじめに

　私の本職は歯医者です。どうして歯医者が子ども向けのレシピ集を出版するのか、不思議に思われる方も多いでしょう。それには理由があります。
　私のところには子どもから大人まで、さまざまな年齢層の患者さんが訪れます。歯の治療が終わると、定期的にメンテナンスに来てもらうのですが、あるとき、しばらくぶりに診療に来た患者さんの風貌が変わっていることに気づきました。
　以前より顔が丸くなり、お腹が出っ張っていたのです。
「ずいぶん、ぽっちゃりしましたね」
「ええ、ものが噛めるようになって、好きなものを好きなだけ食べていたら、糖尿病になってしまって……いま、食事制限しているところなんです」
　それを聞いて「えっ。それではいけない」と思いました。せっかく歯の治療をしても、別の病気になってしまっては元も子もありません。
　時間とお金をかけて歯の治療をしたのに、糖尿病や高血圧などの生活習慣病になってしまったら、食べるものを制限しなければならなくなります。それこそ本末転倒というものです。
　こうした経験から歯の治療をするだけでなく、「患者さんの食のリテラシー（ある分野における知識やそれを活用する能力）を向上させる方法はないものだろうか」と考えるようになりました。

そこで思いついたのが料理教室でした。健康を維持するための予防医療として食事に着目したわけです。それが「Ryuメディカルクッキング」をスタートさせた理由になります。
　ここでは、管理栄養士、内科医師、歯科医師が連携して予防医療の観点を取り入れた料理教室を開催しています。ただ単に「美味しい料理」というだけでなく、健康に特化したレシピを考案し、生活習慣病や美容に効果的な料理法を伝授しています。また、お子さんの好き嫌いをなくす料理作りにも取り組んでいます。
　最初こそ、大人の食事のあり方に目が向いていた私でしたが、あるお子さんとの出会いから子どもの食事についても考えるようになりました。それは、ある日の午前中のことでした。学校があるはずなのに、小学生のお子さんがお母さんと一緒に歯の治療に来られたのです。
　話を聞くと「今日の給食メニューが食べられないから、今日は学校を休んだ」といいます。これにはびっくりしてしまいました。
　そばにいたお母さんも「もう、しかたがない」と諦めの表情です。他のお母さん方に話を聞いてみると「給食が食べられない」というお子さんが、意外なほど多くいることがわかりました。
　嫌いな食材が入っていると、どうしても残してしまうようなのです。
　そこで、「Ryuメディカルクッキング」では、親子クッキング

教室を設け、子どもたちが自分で料理をする機会を作っています。子どもが嫌いな食材ワースト5（ピーマン、ニンジン、セロリ、ナス、シイタケ）をレシピに取り入れ、克服できるようにしているのです。調理の仕方によっては、嫌いな食材でも美味しく食べられるようになるのです。

　今回、子ども向けのレシピ集を出版したのは、「子どもに何を食べさせたらいいかわからない」「子どもの好き嫌いが激しくて、食べさせられるものがない」というお母さん方の悩みに応えたいという思いがあったからです。
また、食育の大切さを伝えたいという気持ちもありました。

　食べることは、生活の基本といえます。とくに身体の成長が著しい子どもたちにとって食事は、心身を健やかに育てる糧となるものです。嫌いなものを無理矢理、食べさせるのではなく、美味しく食べてもらう。それが何より大切なことだと思います。

　本書には「Ryuメディカルクッキング」で実際に紹介したレシピがたくさん載っています。これで嫌いな食材を克服した子どもたちも大勢います。ぜひ、参考にしていただきたいと思います。

　　　　　　　　　　　歯科医師・Ryuメディカルグループ代表
　　　　　　　　　　　小嶋隆三

CONTENTS

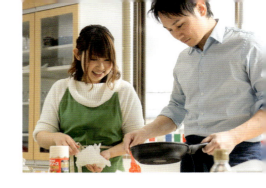

はじめに …… 3

子どもの食育はよいことづくめ
8つのメリット …… 11

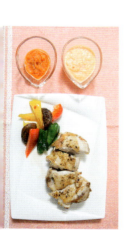

メリット1
正しい知識を持つことで、
子どもの成長を育むことができます。 …… 13

メリット2
規則正しい食習慣で、
集中力や学力がアップします。 …… 16

メリット3
バランスのよい食事で、
健康になることができます。 …… 19

メリット4
しっかり噛むことでポカーン口をなくし、
歯並びをよくします。 …… 20

メリット5
季節の食材を食べることで、
食文化を理解できます。 …… 23

メリット6
楽しく食べることで、
料理がもっと、美味しくなります。 …… 25

メリット7
調理をひと工夫すれば、
給食が食べられるようになります。 …… 27

メリット8
鉄は熱いうちに打て！
正しい食習慣が身についた …… 30
大人になれます。

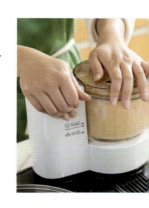

CHAPTER 2
嫌われ食材が人気者に
変身メニュー25 …… 33

ピーマン嫌いを克服！美味しいレシピ …… 34

ピーマンのツナ和え …… 36
苦くないピーマンの肉詰め …… 38
ピーマンのふわふわ卵サンド …… 40
ジャガイモとピーマンのカレー炒め …… 42
ピーマンのレアチーズケーキ …… 44

ニンジン嫌いを克服！美味しいレシピ …… 46

ニンジンしりしり …… 48
ニンジンドレッシング …… 50
ニンジンスープ …… 52

ニンジンのコロッケ …… 54
キャロットケーキ …… 56

セロリ嫌いを克服！ 美味しいレシピ …… 58

セロリのおかか炒め …… 60
セロリとシーフードの簡単ピラフ …… 62
セロリとリンゴのサラダ …… 64
セロリのリゾット …… 66
セロリのレアチーズケーキ …… 68

ナス嫌いを克服！ 美味しいレシピ …… 70

ナスの肉詰め …… 72
ナスの肉巻き …… 74
ラタトゥイユ …… 76
ナスのチーズ焼き …… 78
ナスのコンポート …… 80

シイタケ嫌いを克服！ 美味しいレシピ …… 82

シイタケのスープ …… 84
シイタケのマッシュポテト詰め …… 86
シイタケたっぷり春巻き …… 88
シイタケのミニグラタン …… 90
シイタケのトマトチーズドリア …… 92

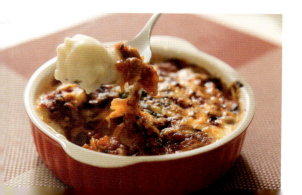

CHAPTER 3 噛み噛み食習慣で体をつくる …… 95

食べることと咀嚼力について …… 96

歯科医師から見た食べる力を支える「食育」 …… 100

管理栄養士からのアプローチ …… 104

「噛む力」をつける、おやつレシピ …… 106

　簡単エビせん …… 106

　野菜かりんとう …… 107

　簡単手作り肉まん …… 108

　野菜プリッツ …… 109

　豆とおイモの甘辛 …… 110

　おやついなり …… 111

　おから入りピザ …… 112

　手作りグミ …… 113

　フルーツ大福 …… 113

おしまいに …… 114
「美味しい予防医療」
「明るい高齢者医療」を目指して

あとがき …… 125

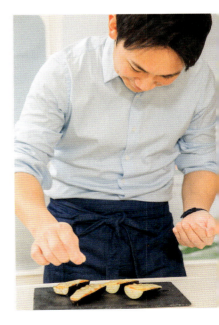

料理監修
小嶋隆三（歯科医師）

レシピ・料理制作
小川侑子（管理栄養士）

撮影（料理・人物）
小池　博

表紙デザイン
望月昭秀＋片桐凜子（NILSON）

本文デザイン
望月昭秀＋片桐凜子（NILSON）

本書の料理を作る前に

- 材料の表示は、目安の人数分か、指定のないものは、作りやすい分量です。より多くの分量で作るときは、それに合わせて、調味料を増やしますが、やや少なめにして、味をみながら仕上げてください。
- 計量の単位は、大さじ1は15㎖、小さじ1は5㎖、また、200㎖は、計量カップ1です。
- 電子レンジは600Wを使用しての、加熱時間です。

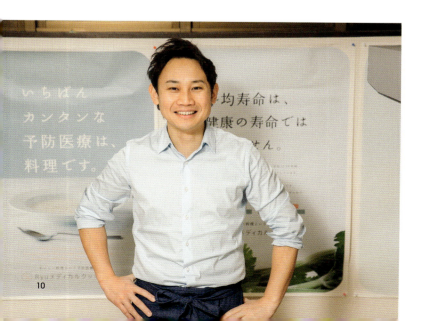

CHAPTER 1

子どもの食育は
よいことづくめ
8つのメリット

未来をつくる、子どもの心と体を育む「健康」。
その土台になる食環境づくりを提案します。

子どもの「食育」はよいことづくめ
「8つのメリット」

　人間が生きていく根本には「食べる」という行為があります。食事をきちんと食べなければ活力がわかず、栄養が偏れば体調が悪くなったり、病気になったりします。とくに、育ち盛りにある子どもたちの「食」は、健康な身体を作るためにおろそかにできないものです。身体が健康でなくては、豊かな心を育むこともできません。

　現代は飽食の時代といわれ、コンビニやファミレス、ファーストフードなどで簡単に空腹を満たすことができます。しかし、栄養学的にみると偏った食事であることが多く、必要な栄養素が足りなかったり、脂肪や炭水化物などが多くて肥満になったりします。

　また、夜更かしをして朝ぎりぎりまで寝ているため、朝食を抜いたり、痩せ願望による過度なダイエットをする子どももいます。

　こうした子どもたちの「食」を取り巻く問題を解決するために、平成17年に「食育基本法」が制定され、「食」に関する正しい知識と食習慣を身につけるよう、家庭や学校、保育所、地域等に働きかけを行っています。

　「食育」とは、健全な食生活を実践するための教育のことをいいます。学校では「食育」の生きた教材として学校給食の充実を図り、家庭においても栄養の偏りのないバランスのよい食生活を実現することが求められています。

　「食育」と聞いてもピンとこない方もいるかと思いますが、「食育」の重要性を知ることは子どもたちの健康を育むための第一歩となります。そのメリットをしっかり理解し、望ましい食習慣を身につけるようにしましょう。

1

正しい知識を持つことで、子どもの成長を育むことができます。

　最近は、健康をテーマにしたテレビ番組や雑誌などを多く目にします。なかには、特定の食材を取り上げ、それさえ食べていれば健康になれるような錯覚を起こさせる内容のものもあります。その影響はとても大きく、翌日になると、スーパーからその食材が売り切れてしまうこともあるようです。

　しかし、食べ物に含まれる栄養素には、身体を動かすエネルギーになるものがあれば、成長や発達、生命維持に欠かせないもの、不足すると体調を崩してしまうものなどがあり、それぞれがお互いを補い合っています。特定の栄養素だけ摂っていればいいというものではありません。また、過剰に摂りすぎると、身体にとって弊害となるものもあります。

　例えば、タンパク質。子どもの成長に欠かせないというイメージがありますが、乳幼児期に過剰に摂るとアレルギー反応を引き起こしてしまう危険性があります。乳幼児は消化機能が未発達なため、タンパク質が分解されずに腸管粘膜を通って体内に入ってしまうと、これを異物と見なしてアレルギー反応を引き起こしてしまうことがあるのです。

　ちなみに、大人が一日に必要なタンパク質は50〜60gですが、乳幼児は20〜25g、小学生では30〜50gが推奨量となっています（平成27年「日本人の食事摂取基準」）。これは単に身体が小さいというだけでなく、年齢により内臓の発

達段階が異なることも推奨量が少ない理由といえるでしょう。内蔵がきちんと発達してくれば、乳幼児期にアレルギー反応があっても、成長とともに消えていくことがあります。それは内臓の機能が十分に発達し、正常に働くようになるからです。

とはいえ、乳幼児期にアレルギーを起こしてしまうと、成長するにしたがってアレルギー疾患が変化していくことがあり、注意が必要です。

これを「アレルギーマーチ」といい、乳児期に食物アレルギーを発症し、しばらくしてアトピー性皮膚炎、さらに成長すると喘息やアレルギー性鼻炎といったアレルギー症状を次々と起こしたりします。たいていは12～13歳ぐらいで自然に治りますが、成長しても喘息が治らず、成人喘息に移行することもあります。

また、タンパク質は体内で分解されると、尿素窒素という物質が生まれますが、腎臓で濾過され、尿として排泄されます。ところが、子どもの腎臓はまだきちんと発達していないため、その能力も低く、タンパク質を摂りすぎると腎臓が疲れてしまいます。そうすると、大人になってから腎臓病になるリスクも高まってしまうのです。

タンパク質に関連していうと、子どもの頃はタンパク質だけでなく、炭水化物を摂ることを意識してほしいと思います。とくにスポーツをしているお子さんを持つ親御さんは「筋肉を作るのにタンパク質を摂った方がいい」と思い込んでいたりしますが、子どものうちはエネルギー消費量が大きいので、エネ

ルギー補給ができる炭水化物をしっかり摂ることが大切です。試合の前にも後にも、おにぎりなどの炭水化物を摂ることをおすすめします。

また、「子どもの骨を作るにはカルシウムが必要だ」と、牛乳をたくさん飲ませる親御さんがいますが、いまお話ししたように、タンパク質の摂りすぎでアレルギー反応を引き起こしたり、乳脂肪分が高いため、脂質の摂りすぎになることもあります。

さらに、同じものばかりを食べていると、遅延型アレルギーになることもあります。普通、食物アレルギーは原因となる食べ物を食べてすぐに症状が現れますが、遅延型アレルギーは食べてから6〜24時間後に症状が現れます。そのため、アレルギーと気づかずにいる人も多いようです。

遅延型アレルギーで有名な人物に、世界的なテニスプレイヤーのジョコビッチ選手がいます。試合中に息ができなくなったり、倒れ込んでしまうこともあり、重篤な病気かと思われたのですが、のちにグルテン（小麦）アレルギーだとわかりました。幼い頃から両親が経営するピザ屋でピザを食べていたことが原因だと言われております。

同じ食べ物を食べ続けていると、分解能力が低下してしまい、それが原因でアレルギー症状を起こしてしまうことがあるのです。もちろん、個人差はありますが、毎日、同じものばかりを食べていると、栄養も偏ることになり、身体にいいことはありません。

このように、巷の健康情報に惑わされて特定の食材だけを子どもに与えるのは「百害あって一利なし」なのです。3大栄養素である「タンパク質」「炭水化物」「脂質」に「ビタミン」と「ミネラル」を加えた5大栄養素をまんべんなく摂ることが重要になります。

　つまり、栄養バランスのいい食事を取ることが子どもの成長には欠かせないのです。栄養に関する正しい知識を持ち、子どもの健康を守りましょう。

2

規則正しい食習慣で、集中力や学力がアップします。

　1日の基本は朝食から始まります。きちんと朝食を食べることで、寝ている間に低下した体温や血圧を上げ、元気に活動ができるように準備します。

　また、朝食を食べないと脳も目覚めません。脳には、ブドウ糖（ご飯、麺、パンなどの炭水化物が体内で分解されたもの）というエネルギー源が必要ですが、体内に蓄積することができないので、しっかりと食事を食べる必要があるのです。

それに対して、体内の臓器は、炭水化物やタンパク質、脂質をエネルギーに代えることができ、体内に蓄積することもできます。朝食を食べなくても何とかなりますが、脳はブドウ糖しかエネルギー源にできないため、パンやご飯などの炭水化物を摂ることが必要不可欠なのです。

　朝食を抜いてしまうと、脳にエネルギーが行きわたらないため、イライラしたり、集中力がなくなったりします。実際、朝食を毎日食べている子どもと食べていない子どもを比較すると、国語と算数のいずれにおいても、「朝食を食べている子どもの方が、成績がいい」という結果が出ています（平成22年「全国学力・学習状況調査」）。それだけ朝食は脳の働きに重要な役割を果たしているのです。

　ところが、最近では朝食を食べないことが当たり前になっている子どもたちが多くなっています。20歳以上で朝食を食べていない人のうち、その約3割は小学生または中学生の頃から朝食を食べない習慣が始まっているのです（平成21年「国民健康・栄養調査」）。いかに子どもの頃の食習慣が大事か、おわかりになると思います。

　朝食を抜くとだるさを感じたり、疲れやすくなったりするなど、日常生活にも支障が出てきます。日本スポーツ振興センター「平成22年度児童生徒の食生活等実態調査」によると、朝食を必ず食べている子どもは、朝食を食べる日が少ない子どもやほとんど食べない子どもに比べ、「身体のだるさ」を感じる割合がもっとも低いと報告しています。

また、朝食をほとんど食べない子どもは、「朝なかなか起きられず、午前中、身体の調子が悪い」「食欲がわかないことがある」と答える割合が多くなっています。
　さらに、最近の傾向として、食事の時間以外にコンビニやファーストフードなどで買い食いする子どもが増えています。学習塾や、習い事があり、夕食前にコンビニなどでお菓子を買って食べる子どももいるようです。現代は、子どもが好きなときに好きなものを食べられる環境があるといっていいでしょう。
　しかし、学校帰りにコンビニなどでお菓子などを買って食べてしまうと、夕食時にはお腹がいっぱいで食べられなくなります。そうすると、朝食、昼食、夕食という食習慣が身につかないだけでなく、栄養的にも偏ってしまいます。子どもの健全な成長を考えるのであれば、安易におこづかいを渡さず、ナッツやフルーツなどの軽めのおやつを用意するほうがよいでしょう。
　正しい食習慣を身につければ、授業にも身が入り、成績もアップするにちがいありません。

3

バランスのよい食事で、健康になることができます。

　子どもは身体の成長が盛んで、この頃にどんなものを食べていたかが、その後の発達に大きく影響します。甘いものや脂肪の多いものばかり食べれば太りやすくなり、子どもであっても糖尿病や高血圧、脂質異常などの生活習慣病を発症することがあります。子ども時代に生活習慣病になってしまうと、知らず知らずのうちに病気が進行し、大人になってから合併症を引き起こすリスクが高くなってしまいます。

　また、栄養が偏った食生活を続けていると、身長が十分に伸びなかったり、痩せすぎで体調不良になってしまうこともあります。

　子どもの健やかな成長を支えるためには、バランスの取れた食事が大切です。親御さんが共稼ぎで時間がないという場合でも、できるだけ「主食」「主菜」「副菜」の3つがそろった食事を用意したいものです。

　ちなみに、「主食」とは、ご飯、パン、麺などの穀類を主な材料とした料理をいい、炭水化物が多く、エネルギーのもととなるものです。「主菜」は、魚、肉、卵、大豆を主な材料とした料理のことで、タンパク質や脂質が多く含まれます。「副菜」は、野菜、イモ類、海藻などを主な材料とした料理のことで、ビタミンやミネラル、食物繊維などが多く含まれます。

　これらの「主食」「主菜」「副菜」を一日にどれくらい食

べたらいいのか、わかりやすく説明したものに『食事バランスガイド』（農林水産省）（32ページ参照）があります。これはコマのイラストと実際の食事を見比べることで、何をどう組み合わせて食べたらバランスのいい食事になるのか、一目でわかるようになっています。

　食事の組み合わせが悪いと、コマのバランスが崩れ、倒れてしまいます。とはいえ、1食あたりのバランスが悪くても、1日の食事のバランスがよければ問題はありません。あくまでも栄養バランスの目安として活用します。

　この食事バランスガイドを参考にして、食事を組み立ててみましょう。手の込んだ料理でなくても、主食、主菜、副菜が3つそろえば大丈夫です。レンジを使うなど、調理の仕方を工夫して調理時間を短縮しましょう。

4

しっかり噛むことでポカーン口をなくし、歯並びをよくします。

　昔の日本人の写真を見ると、顎が張っている人が多いのに気づきます。それは硬いものをしっかり噛み、顎の発達がいい

ことを意味します。おそらく以前の日本人は歯並びもよかったのではないでしょうか。

　現代人は柔らかいものを食べることが多いため、顎があまり発達していないと言われています。歯は顎の歯槽骨と言われる骨に刺さっていますが、噛むことで骨に伝導を与えないと、顎がしっかりと成長しないのです。そうなると、当然、歯が生えてくるスペースも狭くなり、歯並びが悪くなってしまいます。

　また、「ポカーン口」といって、口を半開きにしたままの状態でいる子どもがいますが、これは口の周りの筋肉が弱いために起こります。口を開けるクセだと思われがちですが、筋肉の影響によるものなのです。

　こういうポカーン口の子どもの治療として、ボタンにひもをつけて唇にはさみ、引っ張る練習をさせるのですが、ポカーン口の子は簡単にボタンが取れてしまいます。それくらい口の周りの筋肉が弱いのです。

　歯並びにしても、ポカーン口にしても、ものをしっかり噛むことで顎が発達し、口の周りの筋肉も鍛えられます。ハンバーグなどの柔らかいものだけでなく、ステーキなどの肉のかたまりを食べさせたり、カレーを作るときに、具のニンジンなどの野菜を大きめに切るなどの工夫をしましょう。そうすれば、噛む回数が増え、顎や、周辺の筋肉が鍛えられます。

　よく小学校の給食にアーモンドフィッシュ（小魚にアーモンドが混じったもの）が出たりしますが、最近では子どもたちに

人気がなく、提供する学校が減少しているようです。これは噛むのがめんどうで、残す子どもが増えたのが原因と思われます。それくらい子どもたちの噛む力が弱くなっているといえるでしょう。

　噛むという意味では、ガムもいいのですが、実はガムの消費量も減っています。もともとガムは暇つぶしで噛むことが多く、電車での移動中などにガムを噛んでいましたが、いまはガムの代わりにスマートフォンを取り出して時間をつぶすことが多くなっています。子どもたちも同様です。ガムがなくてもスマートフォンやテレビゲームがあれば、夢中になれますから、「ガムを噛もう」という気が起こらないのです。

　最近は歯の矯正をする子どもも増えていますが、顎が発達していない状態で歯の矯正をしても、一時はきれいになっても、数年後にまた、元に戻ってしまう、また、ガタ付いたりしてしまう「後戻り」という状態になることがあります。これでは半永久的に矯正をしなくてはなりません。歯並びをよくし、ポカーン口にならないようにするためにも、硬めの食べ物を食事やおやつに取り入れるようにし、歯並びを構成する周辺筋肉をしっかりさせましょう。

5

季節の食材を食べることで、食文化を理解できます。

　今、スーパーマーケットに行くと、トマトやニンジン、キュウリなど、いつでもほしい野菜を買うことができます。その背景には農家の涙ぐましい努力があり、一年中、同じ野菜を提供するために、ビニールハウスなどを利用して野菜を育てているからです。

　しかし、本来、野菜には季節ごとの旬があります。春には、キャベツ、タマネギ、アスパラガスなど。夏には、ナス、キュウリ、ピーマン、トマトなど。

　秋には、ニンジン。サツマイモ、ゴボウ、サトイモなど。冬には、ダイコン、ナガネギ、ホウレンソウ、ハクサイ、ブロッコリーなどが収穫されます。

　魚も、年がら年中、同じものが売られているように見えますが、やはり旬があります。春には、サワラ、ニシン、アサリ、ハマグリなど。夏には、キス、アジ、秋にはサケ、サンマなど。冬にはブリ、カキなどが取れます。

　こうした四季折々の旬の食材は味や香りがよいだけでなく、栄養価も高いことがわかっています。

　また、キュウリやトマトなど、夏の野菜には身体を冷やす作用があり、ダイコンやゴボウなどの冬の野菜には身体を温める作用があります。

　ですから、春夏秋冬の季節に応じて、旬の食材を食べるこ

とは、身体の機能を高めることになり、とても理にかなっているのです。

　料理をするときは、できるだけ旬の食材を使うようにし、子どもたちにも日本の季節や風土が生んだ自然の恵みについて教えるようにしましょう。そういう知識があるとないとでは、食べ物に対する意識の仕方が変わってきます。食べ物に興味がわけば、苦手なものでも「食べてみよう」と思うようになるものです。

　また、古くから日本人に食されてきた「行事食」は、食文化を伝える絶好のチャンスです。そうした行事食を食べることで、「食」への関心を高めることができます。

　春の「ひな祭り」にはちらし寿司やハマグリの潮汁、夏の「七夕」にはそうめん、秋の「お月見」にはお団子や、おイモ料理、冬の「お正月」にはお節などがあり、各家庭で工夫した料理を作れば、日本の食文化に触れることができます。また、日本の季節の行事を理解することは、豊かな心を育てることにもつながります。

　「Ryuメディカルクッキング」の親子クッキング教室では、季節ごとの行事食だけでなく、地域の伝統的な料理なども取り入れています。

　例えば、親子丼は鶏肉に卵を溶いたものが一般的ですが、私の地元である静岡の親子丼はちょっと違います。鶏肉をしょうゆなどで味付けした煮汁でご飯を炊き込み、それに鶏肉と炒り卵をのせるというものです。

また、金沢の治部煮など、各県の伝統料理などもレシピに取り入れています。
　こうした試みは、子どもたちに全国にある伝統食を知ってもらうだけでなく、さまざまな料理を食べることで、食べ物そのものに関心を持ってもらう機会にもなります。
　興味を持って食べてもらえれば、自分が食べているものに目が向くようになり、食事をおろそかにしなくなります。苦手だったものも食べられるようになるのです。

6

楽しく食べることで、料理がもっと、美味しくなります。

　近年、子どもの「孤食」がクローズアップされるようになっています。孤食とは、その名のとおり、一人で食事を食べることを言います。
　親が仕事で残業をしたり、子どもが塾で帰ってくるのが遅くなったり、理由はさまざまですが、家族そろって食事をするのが珍しくなっている家庭も少なくありません。それぞれの家庭に事情があり、いつも一緒に食事を食べることはできないか

もしれませんが、週に何日かは一緒に食卓を囲む時間を持ちたいものです。

孤食は、一人で黙々と食べるため、味気なく、楽しくありません。早食いになりがちで、消化にもよくなく、満腹感も得にくくなります。偏食になりやすく、食欲もわかないため、「体調を崩しやすい」「元気がない」「精神的な満足感がなく、情緒不安定になりやすい」といった傾向も見られるようです。

一方、家族とおしゃべりしながら食べる食事は、早食いを防ぐことにもなり、満足度も高まります。苦手な食材があっても、お母さんが美味しそうに食べていれば、「食べてみよう」と思うかもしれません。食は「エンターテイメント」の一つです。

共に食べる「共食」は、家族が一堂に会する機会でもあります。家族同士の会話がお互いの理解を深めることにもなるのです。

時間がなくて料理を作れないときには、出来合いの惣菜や弁当でもかまいません。味噌汁だけ手作りにするといった工夫をすれば、栄養的にもバランスがよくなります。できるだけ、一緒に食事をする時間をつくるようにしましょう。

7
調理をひと工夫すれば、給食が食べられるようになります。

　子どもたちの嫌いな野菜ワースト5は、ピーマン、ニンジン、セロリ、ナス、シイタケ、です。

　これらが給食に入っていると食べられず、残してしまいます。「まえがき」で紹介したように、なかには給食が嫌で学校を休む子どももいるのです。

　そこで「Ryuメディカルクッキング」では、子どもの嫌いな野菜を使ったレシピを考案し、親子クッキング教室で紹介しています。

　調理の仕方によっては、嫌いな食材でも食べられるようになります。

　例えば、ピーマンは、苦味やえぐみ、青臭さがイヤだという子どもが多く、緑色に拒絶反応を示す子どももいます。離乳食を与えるときに、ピーマンを口にしてまずいと認識してしまうと、緑色をした食べ物すべてを拒否するようになってしまうことがあるのです。ホウレンソウやキュウリも、緑色というだけで食わず嫌いになったりします。

　そんな子どもにピーマンを食べてもらうためには、まずいという認識を変える必要があります。その最もいい方法が「しっかりゆでる」ことです。これで苦味やえぐみ、青臭さが取れ、食べたときの印象が変わります。

　例えば、ピーマンの肉詰めを作る場合は、最初にゆでてか

ら肉を詰めて焼くと、意外にも美味しそうに食べてくれます。ゆでるとビタミンCは減ってしまいますが、まずは食べてもらうことが先決です。少しずつ慣れていけば、ゆでなくても食べられるようになります。

　ニンジンは、食感と味が嫌いだという子どもが多いのですが、食感が残らないように下ろしたり、細かく刻んだりすると食べられるようになります。ただ、まったく、ニンジンだとわからなくすると、好きになってもらえないので、ニンジンが入っていることがわかる程度の刻み具合にします。ニンジンのケーキやプリンなどを作ると、ニンジンのイメージが変わり、だんだん好きになってくれます。

　セロリは、独特の味と匂いが嫌いだという子どもが多いようですが、加熱すると味も匂いもやわらぎます。生で食べたいときは、薄切りにして水にさらします。そうすることで、切り口から苦味や青臭さが抜けていくのです。

　セロリが苦手な子どもでも好きになるのが、セロリの佃煮です。これは、セロリを垂直に薄く切って水にさらし、しょうゆ、砂糖、ゴマ油、カツオ節を混ぜて炒めるというものです。ご飯に混ぜてあげると、パクパク食べます。ふりかけを買うよりも栄養価が高く、セロリを好きになるきっかけにもなります。

　ナスは、食感がグニャグニャしてイヤだという子どもが多いようです。食感がわからないように細かく切って他の食材と混ぜたり、ナスの肉詰めにして、ナスとわからないように挽肉をこんもりとのせたりします。かといって、ナスの存在を隠した

ままだと、いつまでもナスを食べられるようにはならないので、一口食べて「おいしい」と言ったら、「それ、本当はナスだよ」。と伝えてあげるといいと思います。また、ナスの皮をむいてコンポートにするとリンゴのような食感になり、ナスが食べられるようになります。

シイタケは、匂いと食感がイヤだという子どもが多く、とくに「包丁で切った後の形がナメクジみたいだ」という子が少なくありません。食感や見た目が問題なら、細かく切るとよいでしょう。匂いがイヤだという場合には、ゆでるとだいぶ匂いが消えます。あるいは、シイタケの笠の部分にマヨネーズとツナを入れたカップ焼きなどにすると、マヨネーズの味で匂いが薄れ、食べられるようになります。

ピーマンもそうですが、野菜の繊維に対して垂直に切ると、そこから苦味や匂いが抜けやすくなります。子ども向けに調理するときは、他の野菜、ダイコン、ナガネギ、ホウレンソウ、ハクサイなども、繊維に対して垂直に切るようにしましょう。

このように、調理の仕方を工夫すれば、苦手な野菜でも食べられるようになります。嫌いなものを無理に食べさせようとすると、ますます嫌いになってしまいます。それよりは苦手意識がなくなるような調理方法で少しずつ食べさせるようにしましょう。そのうち、手を加えなくても食べられるようになります。

大人の方で、歯科が苦手な方は多いですね。小さい時に押さえ付けられて治療をしたときの感覚、匂いなどの経験が

尾を引いていると言えます。歯科においても、苦手なもので、初めての場合は、トレーニングから入ります。少しずつ少しずつ、最終的にできるようになればよいですからね。

8

鉄は熱いうちに打て！
正しい食習慣が身についた
大人になれます。

　子どものうちに「食」の大切さを理解し、バランスのいい食事を摂る習慣が身につくと、大人になってからも健康的な食生活が送れるようになります。

　前述したように、子どものときから朝食を抜いた生活をしていると、そのまま移行してしまいがちで、大人になって「いざ、食習慣を変えよう」と思っても簡単にはいかなくなります。一度、身についた食習慣を変えることは、とても大変なことなのです。

　しかし、子どもの頃から正しい食習慣を身につけていれば、大人になっても持続でき、将来的に高血圧や糖尿病、脂質異常などの生活習慣病になるリスクを減らすことができます。そ

れだけではありません。日に三度の食事をきちんと取っていれば、「身体がだるい」「朝起きられない」「頭がうまく回らない」といった不調も少なくなります。

 「食育」を通して旬の食べ物や添加物などの安全性について学んでいれば、スーパーなどで買い物をするときも、どんな食材を買えばいいのかがわかります。テレビや雑誌などの健康情報に振り回されることもありません。正しい情報を選択し、それを取り入れることができるのです。

 また、「Ryuメディカルクッキング」の親子クッキング教室では、子どもたちに野菜を切ったり、盛り付けたり、そして、食器を洗ったりしてもらっています。自分で作った料理は美味しく感じるし、後片づけをすることで子どもなりに達成感を得ることもできます。それが自立心を身につける一歩にもなるのです。

 子どものうちに「食」に関するさまざまな経験をすることは、大人になってからの健康作りにもプラスに働きます。食べることは生活の基本だからです。将来、自炊が必要になっても、きちんと健康を考えた食生活ができるにちがいありません。

 このように、「食育」は将来の生活習慣病の予防につながるだけでなく、自分のことは自分でできる大人を育てることにもなります。

 家庭でも積極的に子どもにお手伝いをさせて、「食」の大切さを身につけさせましょう。

食事バランスガイド
あなたの食事は大丈夫？

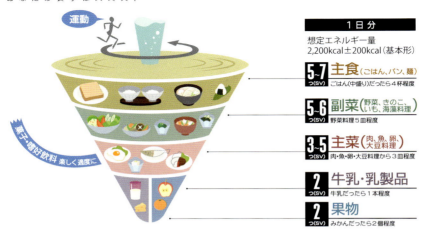

「食事バランスガイド」とは…

1日に、「何を」、「どれだけ」食べたらよいかを考える際の参考にできるよう、食事の望ましい組み合わせとおおよその量をコマ（独楽）のイラストでわかりやすく示したものです。健康で豊かな食生活の実現を目的に策定された「食生活指針」（平成12年3月）を具体的に行動に結びつけるものとして、平成17年6月に厚生労働省と農林水産省が決定しました。

コマは5つの料理グループごとに分けられ、それぞれ目安となる料理とその分量が示されているので、これにより「何を」「どれだけ」食べたらよいのかを、簡単に理解することができます。

● 水・お茶
からだに欠かせない水分は、「水・お茶」は、コマの軸として描かれています。料理、飲料として食事や食間などに十分量をとる必要があることから象徴的なイメージのコマの軸として表現しています。

● 運動
「コマが回転する」＝「運動する」ことによって初めて安定することを表現しています。栄養バランスのとれた食事をとること、適度な運動をすることは、とても大切なことです。

● 菓子・嗜好品
食生活の中で楽しみとしてとらえられ、食事全体の中で適度にとる必要があることから、イラスト上ではコマを回すためのヒモとして表現し、「楽しく適度に」というメッセージがついています。

● 5つに区分

主食…主に炭水化物の供給源であるごはん、パン、麺、パスタなどを主材料とする料理が含まれます。
1つ（SV）＝主材料に由来する炭水化物約40g

主菜…たんぱく質の供給源となる肉、魚、卵、大豆および大豆製品などを主原料とする料理

副菜…主にビタミン、ミネラル、食物繊維の供給源である野菜、いも、豆類（大豆を除く）、きのこ、海藻などを主材料とする料理が含まれます。
1つ（SV）＝主材料の重量約70g

牛乳・乳製品…主にカルシウムの供給源である、牛乳、ヨーグルト、チーズなどが含まれます。
1つ（SV）＝主材料に由来するカルシウム約100mg

果物…主にビタミンC、カリウムなどの供給源である、りんご、みかんなどの果実及びすいか、いちごなどの果実的な野菜が含まれます。
1つ（SV）＝主材料の重量約100g

※特記
● この「食事バランスガイド」は、健康な方々の健康づくりを目的に作られたものです。糖尿病、高血圧などで医師または管理栄養士から食事指導を受けている方は、その指導に従ってください。●食事バランスガイドのコマには、バランスのとれた食事の組み合わせが、おおまかな量で示されています。コマの中にはバランスのとれた一日分の料理と、その組み合わせが示されています。●食事バランスガイドのコマの大きさ（適量）は、対象となる人の性別、年齢、身体活動レベルなどによって、「何を」「どれだけ」食べたらいいのかが異なります。まずは、対象となる消費者をイメージし、その年齢や身体活動レベルを考え、コマの大きさを決めましょう。●油脂・調味料については、基本的に料理の中に使用されているものであることから、イラストとして表現していません。料理を選ぶ際に、エネルギー、脂質、塩分の表示を併せて、チェックすることが大切です。

※もっと詳しくは、農林水産省//www.maff.go.jp/j/balance_guide/

嫌われ食材が人気者に
変身メニュー25

苦い、青臭い、食感が悪いなどの、嫌われる欠点を
美味しい長所に変える、ひと工夫の調理を提案します。

ピーマン嫌いを克服！美味しいレシピ

まずは、ピーマンの特徴を知って美味しく生かしましょう。

ピーマンは、青臭さ、苦味が嫌われます。縦に切る（繊維にそって）、ゆでる、などで苦味が減るので、ピーマン嫌いの克服のスタートは、苦味を取ることが決め手になります。ピーマンの特徴を知って、調理前にひと手間の下ごしらえを、プラスしましょう。

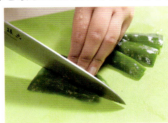

繊維にそって切る！

ピーマンの選び方

ヘタが緑鮮やかで切り口が黒くなっていないものが新鮮です。鮮度が落ちると苦味が増します。

へたが「六角形」のものは苦味が少ないものです。表面がつやつやしていて、肉に厚みがあるものが新鮮です。

保存の仕方

- 水気はNGなので、あればふき取ってポリ袋で密閉して、冷蔵庫へ。
- 使いかけはラップで密閉して冷蔵庫へ。
- 傷んだものは移りやすいので別々にして保存します。

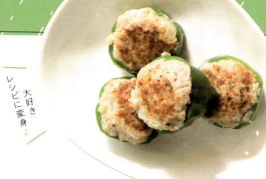

大好きレシピに変身♪

ピーマンを美味しく生かす調理法

- 中の白い部分が残っていると苦味が強くなりますので、しっかり白い部分を取ります。
- 縦方向に切ることで「苦味」や「臭み」が少なくなります。ゆでる場合は、横に切ると「苦味」が少なくなります。
- 天日干しで苦味が減ります。(ピーマンの苦味成分は揮発性)。夏場なら2〜3時間でOKです。
- 油に苦味は溶けやすいので、柔らかくなるまでしっかり油炒めにしたり、油を回しかけてから、電子レンジ加熱したりします。

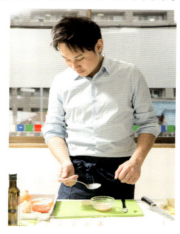

小さく切って・混ぜてもOK!

ピーマンの栄養

ビタミンA、ビタミンC、ビタミンEが豊富です。

緑のピーマンは未熟の状態。赤のピーマンは完熟した状態で、赤ピーマンのほうがビタミンA、ビタミンCは多く、苦味や香りも多少減りますが、糖度は高くなります。

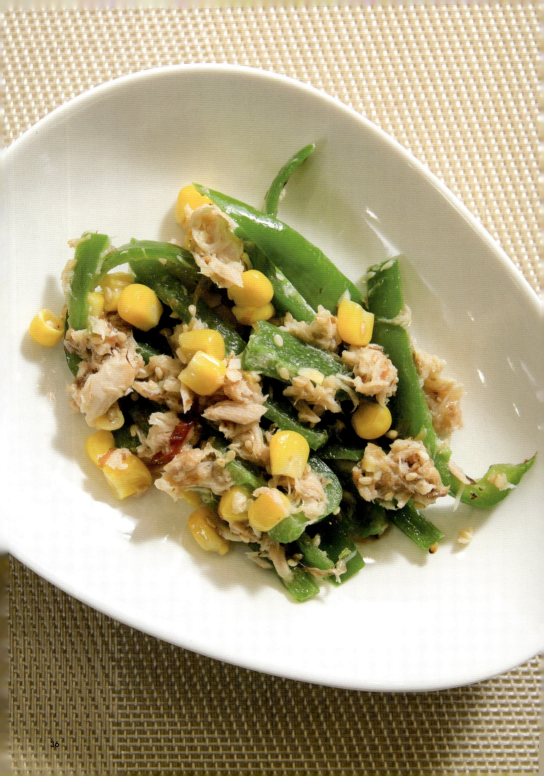

ピーマンのツナ和え

電子レンジで簡単にできる、お手軽メニュー！
コーンの甘みがプラスされ、
子どもたちもパクパク食べちゃいます♪

材料

- ピーマン（小）…… 5個
- ツナ缶詰（ノンオイル）…… 1缶（70g）
- 粒スイートコーン（缶詰）…… 1/2缶（60g）
- ★ゴマ油 …… 大さじ1
- ★顆粒鶏ガラスープの素 …… 小さじ1
- 白ゴマ …… 小さじ1
- カツオのけずり節 …… 1袋（5g）

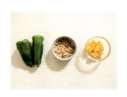

作り方

1. ピーマンは半分に切り、ヘタと種を取り、繊維に平行に細切りにする。
2. ツナは油を切っておく。
3. 耐熱皿にピーマン、ツナ、粒コーンを入れ、★を回し入れ、ひと混ぜし、ラップをして600Wの電子レンジで約2分、加熱する。
4. 白ゴマをふり、カツオのけずり節をのせて出来上がり。

ONE POINT

中の白い部分をしっかり取り除くことが、苦味を抑えるポイントです。
ピーマンはさっとゆでると、さらに食べやすくなります。

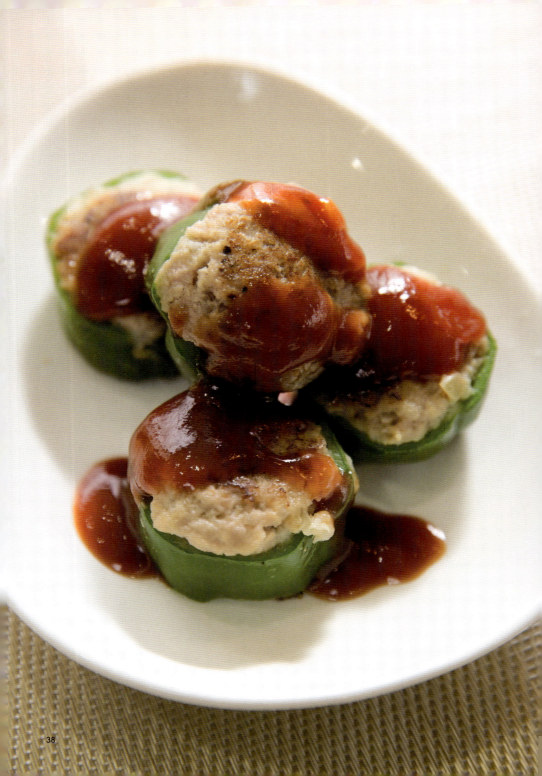

苦くない
ピーマンの肉詰め

さっと湯通しすることで、ピーマンの青臭さが和らぎ、
おいしい野菜に変身!

材料

ピーマン …… 3個
豚ひき肉 …… 100g
タマネギ …… 1/4個
塩, こしょう …… 各少々
溶き卵 …… 1/2個
パン粉 …… 大さじ2
小麦粉 …… 大さじ1

ソース
★ トマトケチャップ …… 大さじ1
★ 中濃ソース …… 大さじ1.5

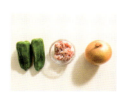

作り方

1 ピーマンは輪切りにして、ヘタと種を取って、さっとゆでて、水気をきる。
2 タマネギはみじん切りにし、フライパンでしんなりして水気がなくなるくらいまで炒める。
3 豚ひき肉に塩、こしょうを加えて混ぜ、溶き卵、パン粉、**2**を加えてよく混ぜる。
4 **1**のピーマンの内側に小麦粉を振って、**3**を詰める。
5 フライパン並べて蓋をし、中火で、3〜5分くらい蒸し焼きにして中まで火を通す。
6 ★を混ぜ合わせてソースを作る。
7 **5**を皿に盛り、**6**をかける。

※フライパンはテフロンを使うのがオススメ!油をひかなくても上手に焼け、脂質のとりすぎも防げます! 普通のフライパンを使う場合は、焼くときに油をひいてください。

ONE POINT
ピーマンに抵抗があるお子さんには、ゆでたピーマンを1.5cm幅の輪切りにして、ひき肉たねを詰めることで、もっと食べやすくなります。

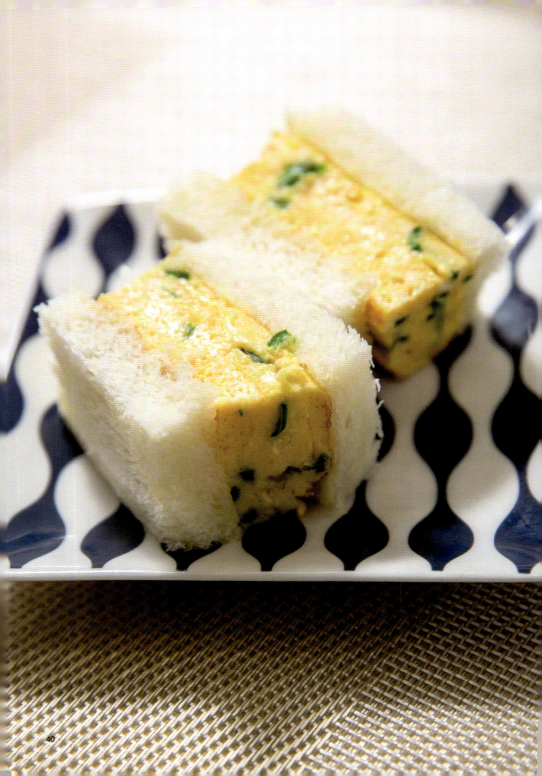

ピーマンの
ふわふわ卵サンド

人気の、厚焼き卵を挟んだサンドイッチ。
マヨネーズを入れることで、
ピーマンの苦味が和らぎまろやかな味に！

材料

サンドイッチ用食パン …… 2枚
無塩バター …… 5g
ピーマン（小）…… 1個
卵 …… 2個
マヨネーズ …… 大さじ2
顆粒だしの素 …… 小さじ1/2

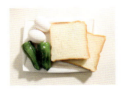

作り方

1 パンに無塩バターを塗る。（写真a）
2 ピーマンは半分に切り、ヘタと種を取って、薄切りにする。
3 卵を溶き、マヨネーズと顆粒だしの素、**2**を入れてよく混ぜる。
4 フライパンを熱して、**3**を2、3回に流し入れながら、厚焼き卵を作る。（写真b）
   ※テフロンのフライパンでない場合は、油をひいてください。
5 **4**を挟んでサンドイッチを作る。
6 食べやすい大きさに切り分ける。（写真c）

> HOW TO

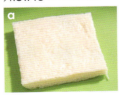
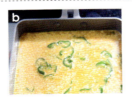
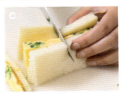

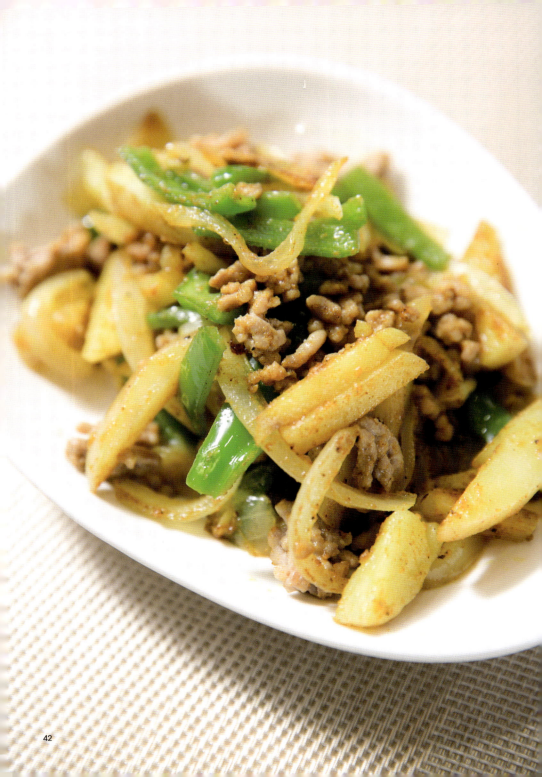

ジャガイモとピーマンの カレー炒め

大好きなカレー味で、ぱくぱく食べられます!
さっと湯通しすることで、ピーマンのクセが減って、
食べやすくなりますよ♪

材料

- ピーマン …… 2個
- ジャガイモ …… 2個
- タマネギ …… 1/2個
- 豚ひき肉 …… 100g
- サラダ油 …… 大さじ1
- すりおろしニンニク …… 小さじ1
- ★カレー粉 …… 小さじ2
- ★オイスターソース …… 小さじ2
- 塩、こしょう …… 各少々

作り方

1. ジャガイモは皮ごとしっかりと洗って、丸ごとラップで包んで、600Wの電子レンジで4分加熱する。1cm幅の細切りにする。
2. ピーマンは半分に切り、ワタと種を取って、繊維に沿って縦に、細切りにして(写真α)、沸騰した湯にさっと通す。
3. タマネギは皮をむいて、細切りにする。
4. フライパンにサラダ油をひいて、すりおろしニンニクを入れて加熱し、3、豚ひき肉、2、1の順で炒め合わせる。
5. 火が通ったら、★を加えて、塩、こしょうで味をととのえる。

> HOW TO

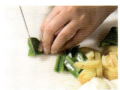

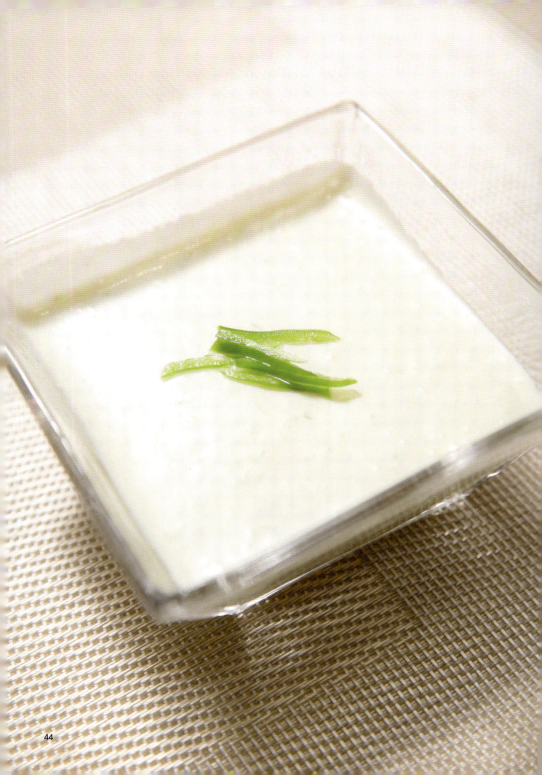

ピーマンの
レアチーズケーキ

ピーマン嫌いも、ほとんど気づかない
甘酸っぱいチーズケーキ。
冷たく冷やしておやつ、デザートに！

材料

ピーマン …… 4個
クリームチーズ …… 250g
プレーンヨーグルト（無糖）…… 150g
砂糖 …… 60g
レモン汁 …… 大さじ1
牛乳 …… 50g
粉ゼラチン …… 4g

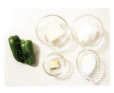

作り方

1 クリームチーズは一口大に切って常温に戻す。
2 牛乳に粉ゼラチンを入れてふやかし、600Wの電子レンジで20～30秒ほど加熱する。
3 ピーマンは半分に切り、ヘタと種を取って、飾用の薄切りを作り、残りはざく切りにして、600Wの電子レンジで40秒ほど加熱する。
4 ミキサーに2、3、プレーンヨーグルト、砂糖を加えて滑らかになるまで撹拌する。
5 4に1、レモン汁を加えて、さらに撹拌し、容器に入れて冷やす。固まったら薄切りにしたピーマンを飾って完成。

ニンジン嫌いを克服！美味しいレシピ

まずは、ニンジンの特徴を知って美味しく生かしましょう。

子どもにとって、ニンジンは、特有の青臭さや、硬い食感が嫌われます。

細かく刻んだり、すりおろしすることで、食べやすくなります。

また、ニンジンに多い、ビタミンAは、脂溶性なので、油と一緒に摂ることで、ビタミンAの吸収がUPします。炒め物やマリネがおすすめです。

ニンジンの選び方

オレンジ色が濃い、表面に傷やひび割れがない、新鮮なものを選びます。鮮度が落ちると、芯の部分が硬くなり、香りが強くなります。

芯の部分が細いものを。芯の部分が太いと、軸が太く硬いものが多いです。

先があまりとがっていない、太く重さのあるものが水分が多く新鮮です。

保存の仕方

● チルド室で保存がベスト。冬なら常温でもよく、冷暗所で風通しのいいところに置きます。1本の状態では、新聞紙などにくるむ。葉がついていたら取り除きましょう。

- 使用したカット後は、空気が入らないようにラップで包んで、真空で保存し、保存し、3〜4日以内に使いきるようにします。
- ゆでたニンジンは、冷凍保存できます。

ニンジンを美味しく生かす調理法

- ニンジンは、ゆでると、アクがで出るので、取り除きます。（アクが青臭さの原因になります）。ゆでこぼしてから熱いうちに味付けすると、食べやすくなります。
- 赤いニンジンの栄養素「β-カロテン」は、油と相性がいいので、油と一緒にとって吸収率UPさせます。

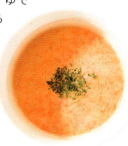

大好きレシピに変身♪

ニンジンの栄養

　旬は、夏と冬。冬のニンジンは栄養価は高く、甘味も増します。

　ニンジンの注目栄養素は「β-カロテン」。緑黄色野菜に多く含まれますが、ニンジンは特に多く、抗酸化作用、免疫力の維持。目や皮膚粘膜の保護などの作用があります。

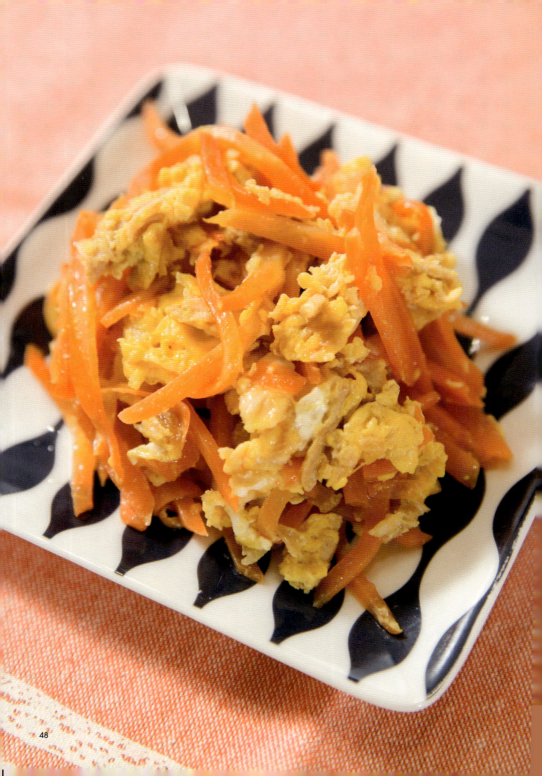

ニンジンしりしり

子どもたちが好きなツナと合わせれば、
ニンジンの香りが気になりません！

材料

ニンジン …… 2本
ツナ缶（ノンオイル）…… 1缶（70g入り缶詰）
卵 …… 2個
★塩 …… 3つまみ
★しょうゆ …… 小さじ1/2
★顆粒だしの素 …… 小さじ1/2
ゴマ油 …… 小さじ1

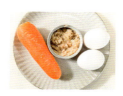

作り方

1 ニンジンはよく洗い、細切りにする。
2 卵は溶きほぐす。
3 フライパンにゴマ油をひいて、中火で**1**を炒め、ニンジンに火が通ったら、ツナをほぐし入れて、炒め合わせる。
 ※ニンジンはしっかり炒めたほうが、甘味が増します。
4 **3**に★を加えて混ぜてから、最後に**2**を回し入れ、ひと混ぜしながら卵に火が通ったら、火をとめて出来上がり。

ニンジンに多い、ビタミンAは油と一緒に摂ると、吸収力up！

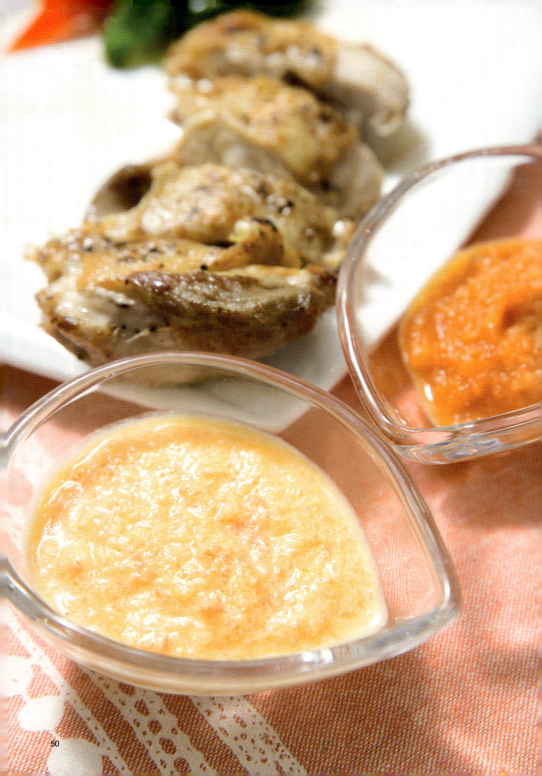

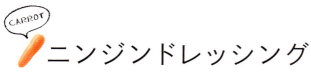

ニンジンドレッシング

ニンジンをペーストにして食べやすく、
マヨネーズを加えてもOKです！

材料

ニンジン …… 1本（140g）
タマネギ …… 1/4個（60g）
★オリーブ油 …… 150㎖
★ニンニク …… 1片
★マスタード …… 10g
★塩 …… 小さじ1
★リンゴ酢 …… 60㎖

作り方

1　ニンジンはきれいに洗って、ザク切りにする。
2　タマネギは皮をむき、ザク切りにする。
3　ニンニクは皮をむき、ザク切りにする。
4　ミキサーに全ての材料と★を入れて、攪拌する。
5　好みの野菜や肉、魚にかけてお召し上りください。
　※オリーブ油は少しずつ入れていくと、乳化がうまくできます。

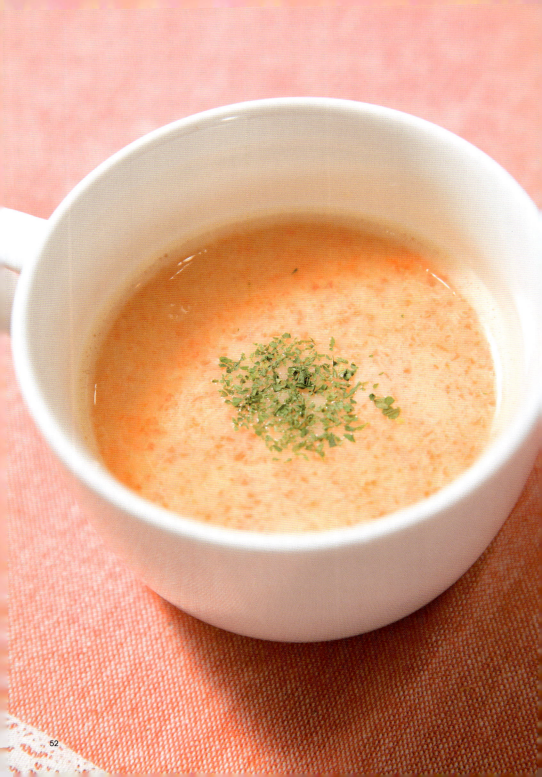

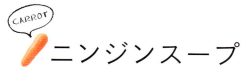ニンジンスープ

色がきれいで、コクがあるスープです。
冷たく冷やしても美味しいです!

材料

ニンジン …… 1本
タマネギ …… 1/2個
無塩バター …… 10g
水 …… 200㎖
牛乳 …… 200㎖
顆粒コンソメスープの素 …… 小さじ1.5

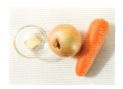

作り方

1 ニンジンはよく洗って、みじん切りにする。
2 タマネギもみじん切りにする。
3 フライパンにバターを入れて、溶かし、**2**、**1**の順で炒める。
4 **3**に分量の水を加えて、入れた水が半量になるまで(約10分ほど)煮てから、ミキサーに入れてペースト状に撹拌する。
5 **4**を再び鍋に戻し入れて、牛乳、顆粒コンソメスープの素を入れて弱火で加熱する。
※沸騰しないように注意してください。
6 器に注いで完成。

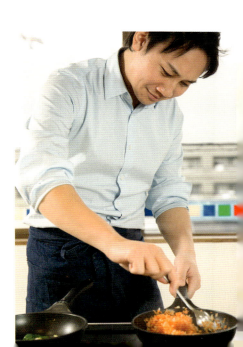

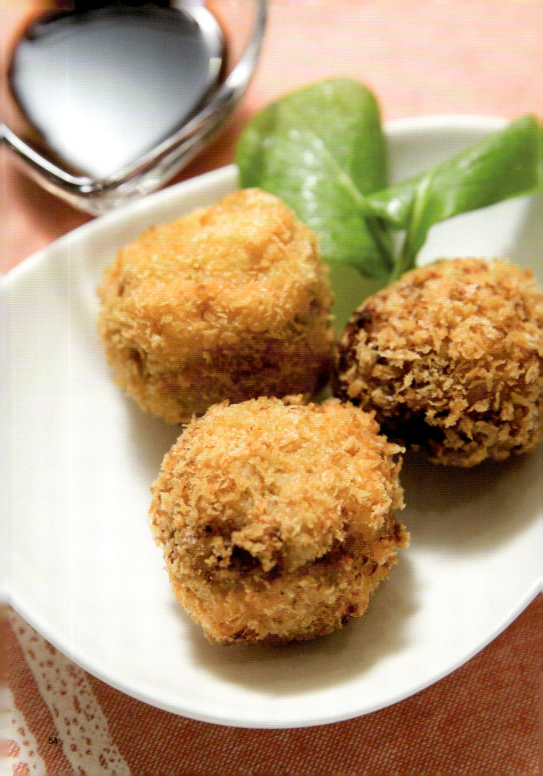

ニンジンのコロッケ

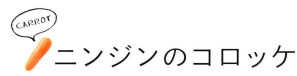

子どもが大好きなコロッケにニンジンを忍ばせて。
揚げないコロッケなのでとてもヘルシー♪

材料

- ニンジン …… 1/2本
- ジャガイモ …… 2個
- タマネギ …… 1/2個
- 豚ひき肉 …… 50g
- ★すりおろしニンニク …… 小さじ1/3
- ★砂糖 …… 大さじ1
- ★しょうゆ …… 大さじ1
- ★こしょう …… 少々
- サラダ油 …… 適量

衣
- 小麦粉 …… 大さじ1
- パン粉 …… 1カップ
- 溶き卵 …… 1個

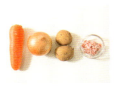

作り方

1. 衣のパン粉をフライパンで炒る。
2. ジャガイモは洗って、ひと口大に切り、ラップを巻いて、600wの電子レンジで約4分加熱する。
3. ニンジンは皮をむき、薄切りにして、ラップで巻いて600wの電子レンジで約4分加熱する。
4. 2と3をボウルに入れて、マッシャーなどでつぶす。
5. タマネギはみじん切りにして、フライパンに油をひき、豚ひき肉と★と一緒に炒める。
6. 4と5を合わせて、スプーンですくいながら、手のひらでボール状に丸める。冷蔵庫に入れて、形を落ち着かせる。(写真a)
7. 形が落ち着いたら、小麦粉、溶き卵、1のパン粉の順に衣をつけ、オーブントースター、またはグリルで5分ほど焼く。

※1の工程をなくして、油で揚げてもよい。

> HOW TO

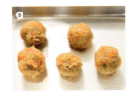

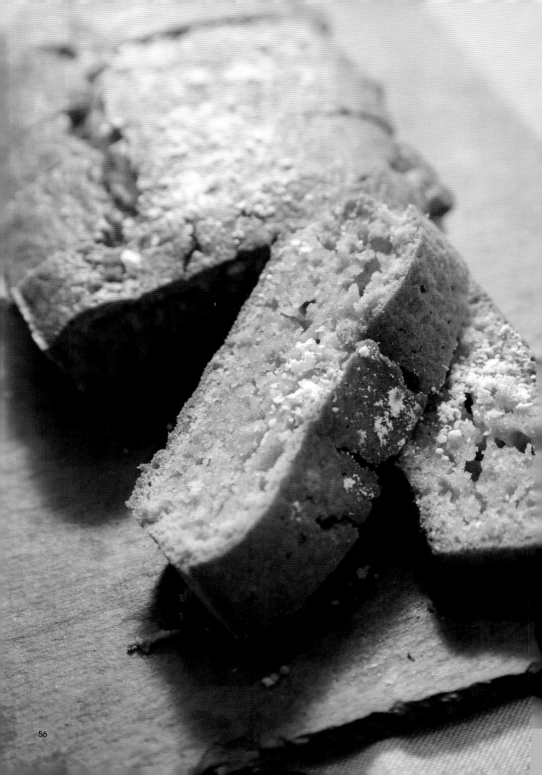

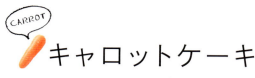

キャロットケーキ

おやつにも、ニンジンを取り入れて、
からだにいい栄養をプラス！

材料

ニンジン …… 1本 (約180gのもの)
卵 …… 2個
薄力粉 …… 200g
ベーキングパウダー …… 8g
砂糖 …… 100g
塩 …… ひとつまみ
サラダ油 …… 60㎖

トッピング用

粉砂糖 …… 適量

準備

- 型にクッキングシートを敷く。
- ニンジンはすりおろす。(写真 a)
- オーブンは180℃に予熱しておく。
- 薄力粉、ベーキングパウダーはふるいにかける。

作り方

1. 薄力粉、ベーキングパウダーを混ぜ合わせる。
2. ボウルに卵、砂糖、塩を加えて、泡立て器でよく混ぜ、少しずつサラダ油を加えてさらに混ぜる。
3. **2**に**1**を再度ふるいながら3回に分けて入れ、そのつど混ぜる。
4. **3**にすりおろしたニンジンを加え、混ぜる。
5. クッキングシートを敷いた型に、**4**を流し入れて、20㎝の高さから3回くらい落として、空気を抜く。
6. 180℃のオーブンで40分焼く。
   ※焦げそうなときは、上にアルミホイルをかぶせてください。
7. 焼けたら型から取り出し、網の上で冷ます。
8. 粉砂糖を茶こしでふりかけて、切り分ける。

> HOW TO

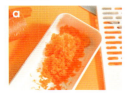

ONE POINT

皮にも栄養が豊富なニンジン。皮ごとすりおろすのがオススメ！ 色もきれいです。

セロリ嫌いを克服！
美味しいレシピ

まずは、セロリの特徴を知って美味しく生かしましょう。

　好きな人にとっては、爽やかな香りのセロリですが、嫌いな人にとっては、薬のような、香りで、苦味が敏感な子どもには、苦く嫌いな野菜です。

　嫌いな子どもに食べてもらうには、この苦味と香りをなるべく取り除くことです。薄く切って、塩もみや、火を通すことで、匂いや苦味は抑えられます。

セロリの選び方

　旬は11月〜5月。主に「静岡県産」の物が多く出回ります。

　新鮮なものは、茎に硬さがあります。茎が太くて巻きがあり、茎がみずみずしく白いです。葉は緑がきれいなものが新鮮です。

保存の仕方

● セロリは鮮度を保つのが難しい食材です。未使用の場合は、ビニール袋に入れて冷蔵庫へ。
● 使用済みの場合は、葉と茎を切り分けて別々にラップで巻いて冷蔵庫で保存します。

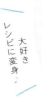
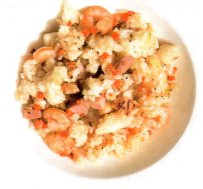

大好きレシピに変身♪

セロリを美味しく生かす調理法

● セロリの茎には、硬い筋がありますので、筋取リをしてから使います。よく洗った後、根元は硬いので、1/3のところを内側から外側に向けて、パキンと折ります。そのまま、上に引き上げると、筋が取れますし、うまくできないときは、筋部分に包丁の刃を斜めに入れて、スーッと引いて、取り除きます。

● 繊維に対して垂直に切ると匂いや苦味が出やすくなります。下ゆでしたり、加熱することで匂いが薄くなります。

● 薄く切ったり、細かく刻んで、香りのある食材と一緒に調味すると、食べやすくなります。

セロリの栄養

　セロリは、茎よりも葉のほうが栄養価が高く、β-カロテン量は葉が豊富です。その他、ビタミンC、E（抗酸化効果。シミそばかす予防や肌ハリを保つ効果）。ビタミンB1（疲労回復効果。乳酸を分解する効果）。テルペノイド（香り成分。リラックス効果）など、数多くの栄養が含まれています。また、食物繊維もたっぷりなので、便秘にも効果的です。セロリは茎を食べることが多いですが、葉も捨てずに食べましょう。

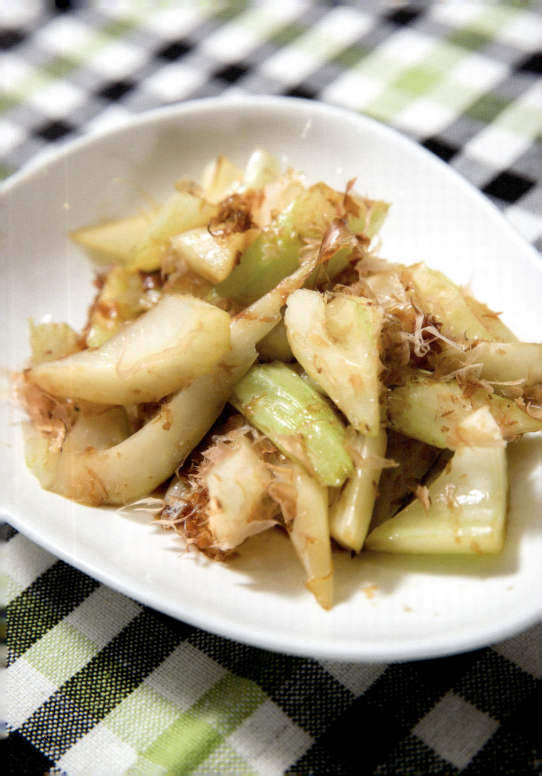

セロリのおかか炒め

セロリ特有の苦味、匂いを感じない！
あっさりした爽やかな一品です！

材料

セロリ（茎） …… 1本
カツオの削り節 …… 1袋（パック5g入り）
めんつゆ（ストレート） …… 小さじ2
ゴマ油 …… 小さじ1

作り方

1 セロリは筋をそぎ取り（写真a）、食べやすい大きさの乱切りにする。
2 フライパンにゴマ油を入れて1を炒め、火が通ったら、めんつゆ入れて合わせ、カツオ節を散らして混ぜ合わせる。

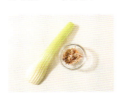

> HOW TO

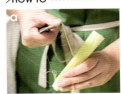

ONE POINT

セロリは、じっくり長く炒めることで、苦味がなくなります！

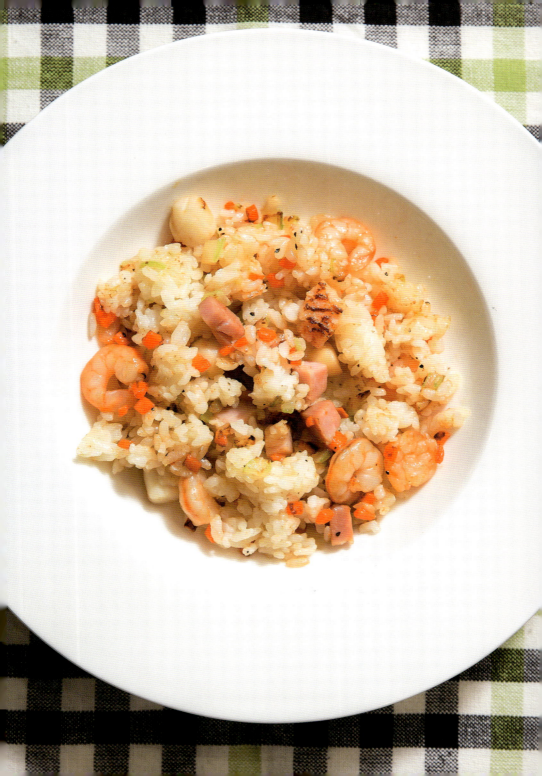

セロリとシーフードの簡単ピラフ

セロリが入っているのが分からないくらい、
セロリがパクパク食べられるピラフです!

材料

ご飯(炊いて) …… 200g
セロリ …… 1/2本
ニンジン …… 20g
ベーコン …… 20g
シーフードミックス(冷凍) …… 30g
無塩バター …… 5g
すりおろしニンニク …… 小さじ1/2
顆粒コンソメスープの素 …… 小さじ1.5
こしょう …… 少々

作り方

1 セロリは筋をそぎ取り、みじん切りにする。
2 ニンジンはよく洗い、皮ごとみじん切りにする。
3 ベーコンは1㎝角の角切りにする。
4 フライパンに無塩バターを入れて熱して溶かし、すりおろしニンニク、1と2、3を加えて炒める。
5 4にシーフードミックスを加えてさらに炒める。
6 5にご飯、顆粒コンソメスープの素を加えて、切るように混ぜ合わせる。こしょうで味をととのえる。

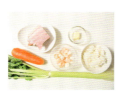

- セロリの香りや苦味をなくすためにも、しっかり炒めること!
- ご飯を加えてからは、混ぜすぎに注意!サックリと切るように混ぜると、パラパラになりますよ♪

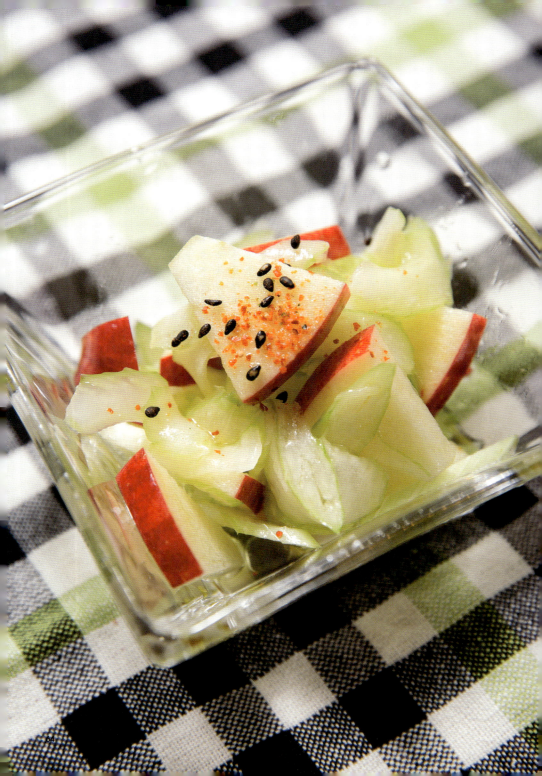

セロリとリンゴのサラダ

セロリのシャキシャキ感と
リンゴの美味しく出合う小さなサラダ！

材料

セロリ …… 1/2本
リンゴ …… 1/2個
ドレッシング
★酢 …… 大さじ1
★砂糖 …… 小さじ1
★オリーブ油 …… 小さじ2
七味唐辛子 …… お好みで少量

作り方

1 セロリは筋をそぎ取り、薄切りにし、塩をふってよくもんでから、流水で洗い、しっかり絞ってボールに入れる。
2 リンゴは薄いいちょう切りにして、**1**に入れる。
3 ★を混ぜ合わせてドレッシングを作る。**2**のボールに入れて、混ぜ合わせる。
4 仕上げに、好みで七味唐辛子をふり、器に盛る。

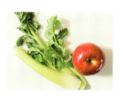

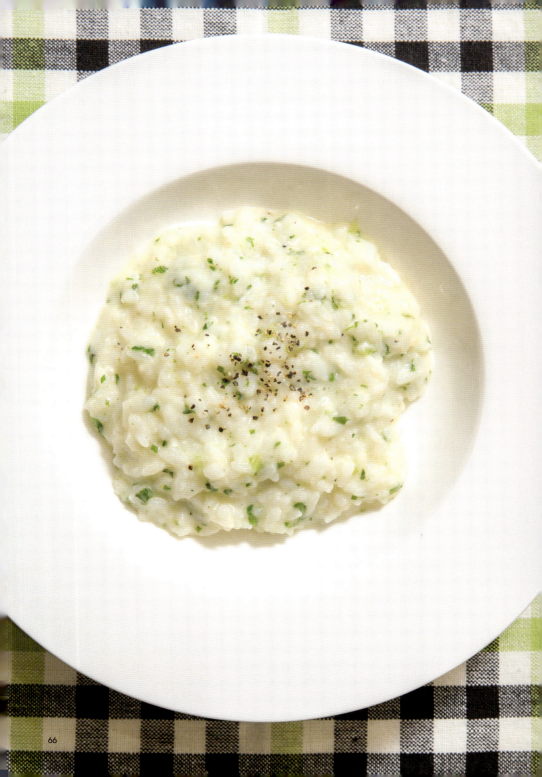

セロリのリゾット

セロリのうま味と栄養がつまった
スープで作るリゾットです！

材料

ご飯(炊いて) …… 150g
セロリの葉 …… 1本分
水 …… 300㎖
顆粒鶏ガラスープの素 …… 小さじ1.5
粉チーズ …… 30g
黒こしょう …… 少々

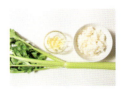

作り方

1 鍋に300㎖の水を入れてセロリの葉を1分ほど、ゆでて取り出し、みじん切りにする。
2 1のゆで汁200㎖に、顆粒鶏ガラスープの素、ご飯を入れて煮込む。
3 2に1のセロリと葉。粉チーズを加えて混ぜ、仕上げに、好みで黒こしょうを散らす。
   ※2のときに、セロリの茎を刻んで入れてもOKです！

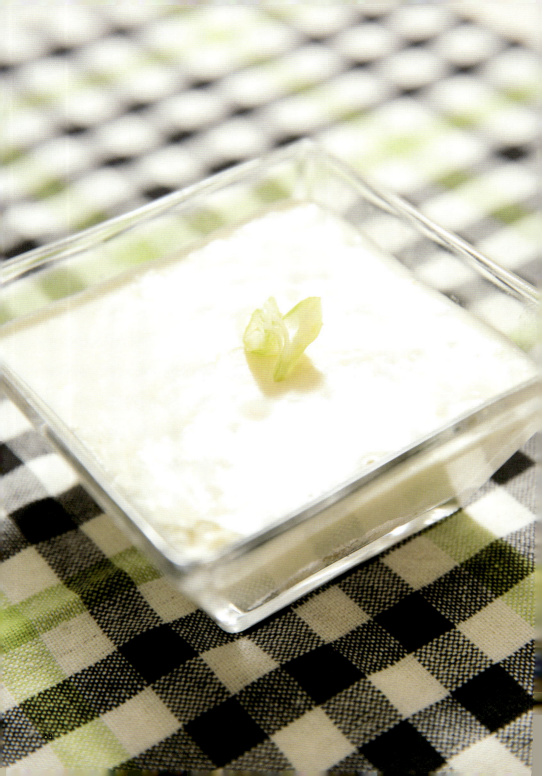

セロリの
レアチーズケーキ

野菜で作るヘルシーな新感覚のチーズケーキ♪

材料

セロリ …… 1/2本
豆乳 …… 70㎖
プレーンヨーグルト（無糖）…… 100g
生クリーム …… 50㎖
レモン汁 …… 大さじ1.5
砂糖 …… 大さじ2
粉ゼラチン …… 3g
水 …… 大さじ1

台になるビスケット生地

ビスケット …… 5枚
溶かしバター …… 5g

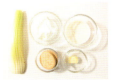

準備

- プレーンヨーグルトは水切りする（ボウルにザルを置き、ザルにキッチンペーパー2枚を敷いて、分量のヨーグルトを入れて、上からもキッチンペーパーをかぶせて、ヨーグルトを包んで、冷蔵庫に1時間以上置く）。
- ビスケットは袋に入れて、麺棒でたたき、粉々にしたら、ボウル入れて、溶かしバターを加えて混ぜ、型に敷き詰めて冷蔵庫に置く。

作り方

1. セロリは筋をそぎ取り、ざく切りにする。
2. 粉ゼラチンは大さじ1の水を入れてふやかしておき、600Wの電子レンジで15秒ほど加熱してからよく混ぜて溶かす。
3. ミキサーに**1**と、**2**と生クリーム、水切りしておいたプレーンヨーグルト、レモン汁を入れてなめらかになるまで撹拌する。
4. ビスケットの生地を敷いた型に**3**を流し入れて、冷蔵庫で冷やし固める。

ONE POINT

ヨーグルトの水切りを急ぐ時は、上に重し（水を入れた器）などを置くと、早くできます。出た水分にも、栄養がたっぷり！　捨てずに使いましょう。ホットケーキの生地に入れるとモチモチに!

ナス嫌いを克服！
美味しいレシピ

まずは、ナスの特徴を知って美味しく生かしましょう。

　ナスは、柔らかな果肉の食感や、子どもにとっては噛みにくい皮部分が嫌われます。また、アクもあり、ナス嫌いな子どもには強く感じます。

ナスの選び方

　新鮮なものを選びます。ヘタが黒く色づいていて、とげがチクチクと少し痛いぐらいが新鮮です
ふっくらした形で首まで太いもの、表面に光沢があって黒々としているもの、しわがなく、ハリのあるもの、持った時に重みがあるものを選びます。

保存の仕方

- 水分が蒸発しやすく、風に当たるとしなびやすいので、1個ずつラップに包むのがベスト。野菜室で、5℃以下の冷蔵庫では身が縮みます。
- 買ってきたものは、3〜4日で食べきるようにします。
- 調理済の『煮物』などは冷凍保存できます。

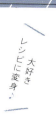
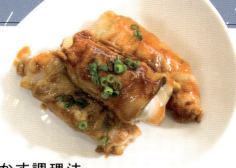

ナスを美味しく生かす調理法

● ナス嫌いの理由を除くために、調理前にアク抜きします。切ったら、水に10分ほど浸して、アクを抜きます。
● 調理前に、「隠し包丁」を入れておくと火が通りやすく、食べるときの皮の食感がよくなります。
● 油との相性がよく、油炒めで、うま味を引き出すことができ、油を含むことで食感もよくなります。ただし、ナスの果肉部分はスポンジのように油をたくさん吸収するので、皮から炒めるようにします。油で揚げ焼きにしてから煮汁にひたすのは、ナスの特徴を生かしたおかずです。
● 果肉部分は、汁気もたっぷりと吸収しますので、洋風和風のスープでクタクタに煮ると、美味しいおかずになります。
● 皮が嫌われるときは、皮をむいて、使うのもおすすめです。

ナスの栄養

旬は6月～9月。ナスの95％以上は「水分」でできています。
栄養素は「ビタミンC」や「ビタミンB群」「ミネラル」「食物繊維」が含まれています。なかでも「カリウム」はむくみ解消の効果が期待でき、身体で不要となったナトリウムを排出してくれます。

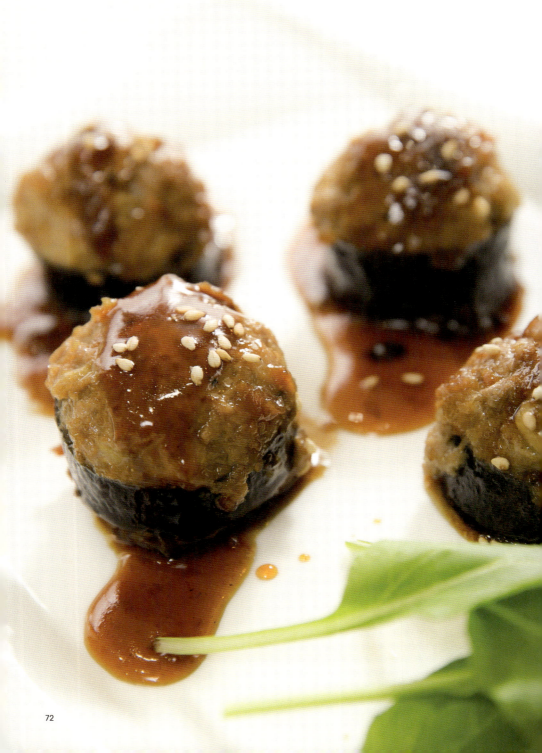

ナスの肉詰め

EGGPLANT

食感が嫌われるナスの身の部分は、
ひき肉と炒め合わせて、嫌われもの解消♪

材料

ナス …… 1個
タマネギ …… 1/4個
豚ひき肉 …… 150g
しょうゆ …… 小さじ1
ゴマ油 …… 小さじ1/2
塩、こしょう …… 各少々
片栗粉 …… 約小さじ1
酒 …… 50㎖
油 …… 大さじ1

照り焼きのたれ

★しょうゆ、酒 …… 各大さじ1
★砂糖 …… 大さじ1
★はちみつ …… 大さじ1
★オイスターソース …… 小さじ1/2
★豆板醤 …… 小さじ1

味噌だれ

☆みりん、砂糖 …… 各大さじ1
☆味噌 …… 小さじ2
☆しょうゆ …… 小さじ1
☆豆板醤 …… 小さじ1/2

準備

- ★を合わせて、照り焼きのたれを作る。
- ☆を合わせて、味噌だれを作る。

作り方

1 ナスは中身を四角くくり抜く。(写真a) 外側は水にさらしておく。
2 タマネギはみじん切りにして、600Wの電子レンジで1分加熱して、冷まし、水気を絞る。
3 ナスのくり抜いた中身はみじん切りにする。
4 豚ひき肉はしょうゆ、ゴマ油、塩、こしょうを加えてよく混ぜる。
5 4に2、3を混ぜ合わせる。
6 1のナスの外側の水をふいて、内側に片栗粉を付け、5を詰める。(写真b)。周りにも、片栗粉をまぶす。
7 フライパンに油をひいて片面ずつ焼く。分量の酒を加えて蓋をし、蒸し焼きにする。
8 水分がなくなってきたらキッチンペーパーで油を取って、それぞれに好みのたれをからめて出来上がり。(写真c)

> HOW TO

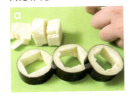
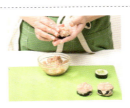
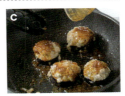

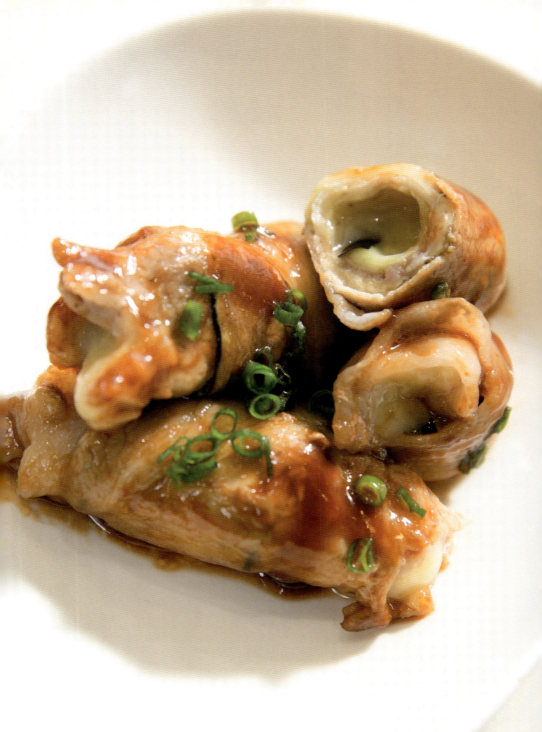

ナスの肉巻き

EGGPLANT

肉のおかずにナスをプラス。
トマトケチャップとからめて
子ども好みの味付けに仕上げます！

材料

ナス …… 1本
豚肉薄切り …… 8枚
チーズ …… 40g
塩 …… ひとつまみ
小麦粉 …… 大さじ1
油 …… 小さじ1

ソース

★トマトケチャップ …… 大さじ3
★水 …… 大さじ3
★ウスターソース …… 大さじ1
★すりおろしニンニク …… 小さじ1/2

準備

- ソースの材料★は、混ぜ合わせておく。

作り方

1 ナスはへたを切り落として、縦に5mmぐらいにスライスし（写真a）、塩を振ってしんなりさせる。（写真b）
2 1は水洗いして水けをふき取る。
3 豚肉にナスをのせてチーズを芯にし、くるくる巻く。表面に小麦粉をまぶす。
4 フライパンに油を敷き、3を巻き終わりを下にして、中火で焼く。（写真c）
5 肉に火が通り、チーズが少し溶け出したところで、火を止め、余分な油をキッチンペーパーでふき取る。
6 5にソースをからめて、器に盛る。好みで青みをふる。

> HOW TO

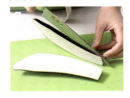
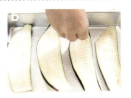
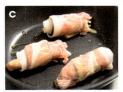

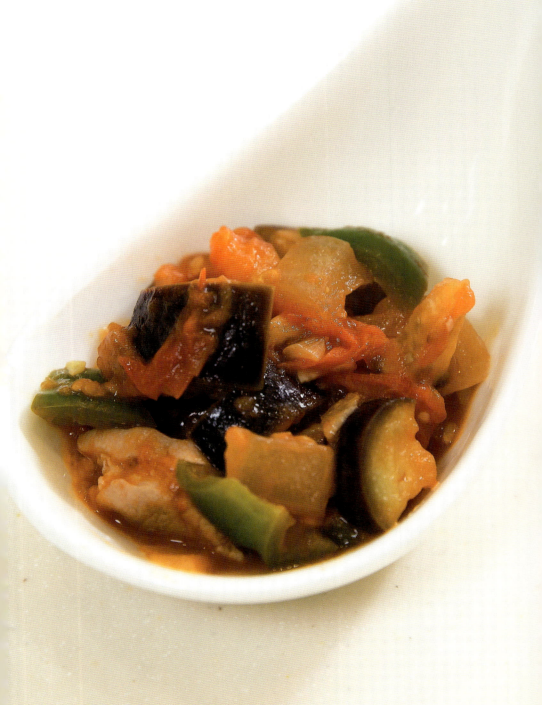

ラタトゥイユ

EGGPLANT

野菜の旨みたっぷりのトマト煮込み。
作り置きおかずにもぴったりの一品！

材料

ナス …… 1本
ピーマン …… 1個
タマネギ …… 1/2個
トマト …… 3個
すりおろしニンニク …… 1片分
塩 …… 小さじ1/2
こしょう …… 少々
オリーブ油 …… 小さじ1

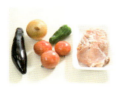

作り方

1 ナスはへたを切り落として、1cm角に切り、水にさらす。
2 ピーマンは種を取って、1cmの角切りにする。（写真a）
3 タマネギは1cm幅のざく切りにする。
4 トマトはざく切りにする。
5 フライパンにオリーブ油とすりおろしニンニクを入れて、火を付ける。
6 ニンニクの香りが出たら、3を入れてしんなりするまで炒める。
7 4を加えて弱火で加熱し、1、2を加えてじっくり煮る。塩、こしょうで味をととのえる。（写真b）水気がなくなるまで、中火〜弱火でしっかり煮込んで、野菜のうま味を引き出します。

> HOW TO

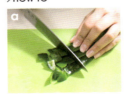
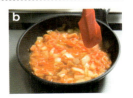

ONE POINT

鶏肉や豚肉を入れてボリュームアップしても◎。トーストにのせて、チーズを振り、焼いても◎だし汁を加えて、スープにしても◎カレーの隠し味にも◎

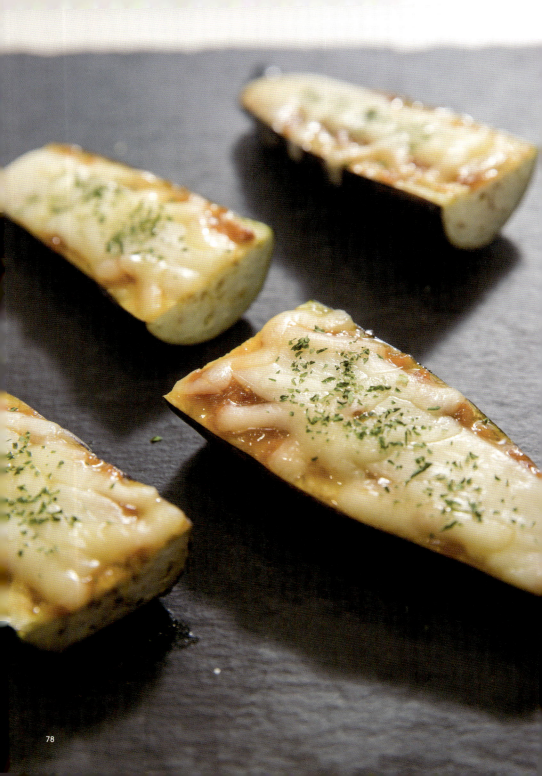

ナスのチーズ焼き

EGGPLANT

チーズと合わせてコクをアップ。
2種たれで味アップ！

材料

ナス …… 1本
無塩バター …… 10g
スライスチーズ …… 1枚
ケチャップ風味たれ
★トマトケチャップ …… 大さじ1
★焼肉のたれ …… 大さじ1
味噌たれ
☆味噌 …… 小さじ2
☆みりん …… 小さじ2

準備

- ★を合わせて、ケチャップ風味たれを作る。
- ☆を合わせて、味噌たれを作る。

作り方

1 ナスは縦1/2、横1/2に切り、内側に隠し包丁（切り込み）を入れる。

2 1を耐熱皿にのせ、大さじ1の水を振ってラップをかけ、600Wのレンジで40秒ほど加熱し、冷ます。

3 2の内側に無塩バターを塗り、★と☆をそれぞれ塗って、(写真a) 1/4に切ったスライスチーズをのせて、オーブントースターで約1分焼く。

> HOW TO

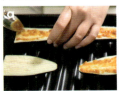

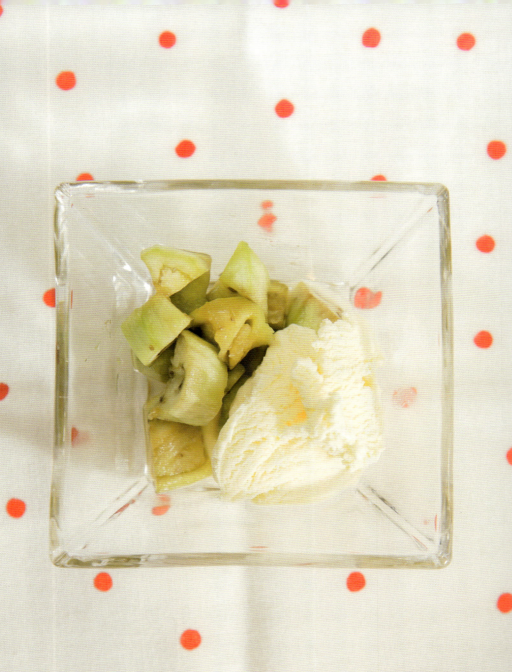

ナスのコンポート

冷やした、ナスの甘いデザート。
柔らかな身が意外な美味しさです!

材料

ナス …… 1本
砂糖 …… 10g
水 …… 100mℓ
レモン汁 …… 小さじ1
添えるアイスクリーム …… 適量

作り方

1 ナスはへたを切り落として、皮をむき、ひと口大角に切って水(分量外)にさらす。(写真a)
2 鍋に砂糖、分量の水を入れて、中火で加熱し、ナスが透明になって煮汁がなくなってくるまで弱火〜中火で煮る。
3 仕上げにレモン汁を加えて、粗熱を取り、冷蔵庫で冷やす。
4 器に盛り、好みで、アイスクリームを添える。

>HOW TO

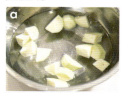
a

シイタケ嫌いを克服！美味しいレシピ

まずは、シイタケの特徴を知って美味しく生かしましょう。

　子どもにとって、シイタケは見た目が悪く、まず拒否反応され、食べてみると、クチャとした歯触りです。また、特徴的な匂いは、シイタケ嫌いの大人にとっても、嫌いな理由になります。
　鮮度が落ちると、見た目はより劣化し、苦味もでるので、新鮮な綺麗な形と色のものを使うことや、刻んで形や色がわからないようにするなどして、まず口に入れてもらいましょう。

シイタケの選び方

　新鮮なものを選びます。鮮度が落ちると、傘が黒ずんできます。傘の裏側が白く、シミのないものが新鮮です。
　その上で、軸は太く短いもの、傘は八分咲きで表面にキズが少なく、丸みがあり、傘の巻き込みは強いものがベストです。

保存の仕方

● シイタケは、洗わずに、軸の部分を上にして、密封して冷蔵庫で保存します。（水が付くとそこから傷んで黒くなってしまうので、水分が付かないように注意を！）

● シイタケはすぐ使わない場合は、カットして冷凍庫へ。冷凍すると、細胞が破壊されて栄養素や、うまみ溶け出しやすくなるので、煮る調理にオススメ！（冷凍したものは、解凍せずにそのまま調理に使用するのがコツ）

シイタケを美味しく生かす調理法

● シイタケの汚れが気になる場合は、軽くはたくかキッチンペーパーでふき取ります。洗ってしまうとシイタケの風味や旨味が落ちてしまいます。
●「石づきを取る」下処理では、先を少しだけ切り落とせばよいでしょう。
● 栄養、うま味ともに水に溶けやすいので、調理時間は短めに！レンジの加熱はゆでるよりも、損失が少ないです。
● 細胞壁が硬いので、細かく切るほうが、栄養の吸収がよくなります。

シイタケの栄養

シイタケに含まれる、ビタミンDは成長期の子どもの骨の成長に欠かせない、カルシウムの吸収を高めます。生シイタケを買ったあと、日光に当てると、ビタミンD量はUPします。日に当てるのは、調理前に30分～1時間でも十分です。

ほかに、β－グルカン（免疫力を高めがん予防に効果）。エリタデニン（血中のコレステロールを下げる作用で高血圧、脂質異常症、肥満を防ぐ効果があり、特に干ししいたに多く含まれます。乳製品と一緒に食べるとより効果的です。

うま味成分のグアニル酸は、乾燥させて加熱をするとさらにUP。

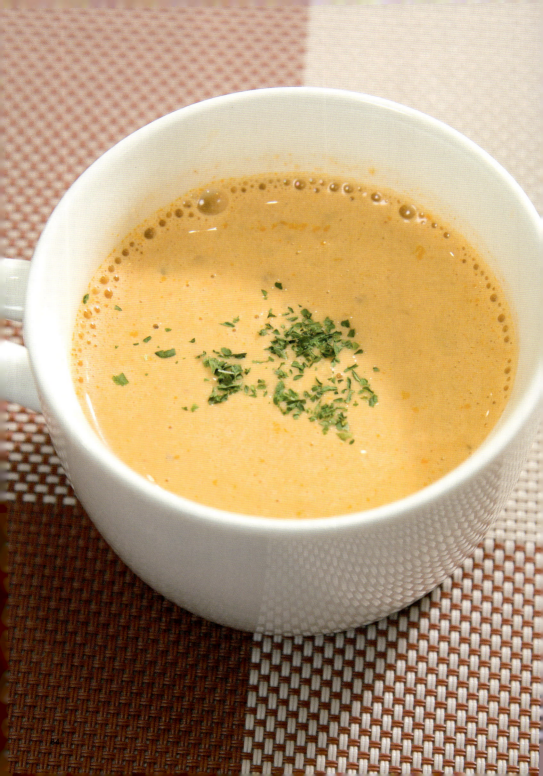

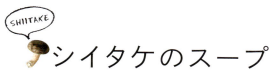

シイタケのスープ

クリーミーなトマト味に仕上げた、
洋風のシイタケのスープ！

材料 （4人分）

生シイタケ …… 4個
オリーブ油 …… 小さじ1
トマトケチャップ …… 大さじ2
水 …… 400㎖
★顆粒コンソメスープの素 …… 大さじ1
★塩 …… 2つまみ
牛乳 …… 400㎖
生クリーム …… 100㎖
パセリ …… 少々

作り方

1 生シイタケは石づきを取って、汚れをふいてから、みじん切りにする。
2 フライパンにオリーブ油をひいて1を炒める。
3 2にトマトケチャップを加えて、酸味がとぶまでよく炒める。(写真a)
4 3に分量の水、★を入れて、水分が半量になるまで煮つめる。
5 4をミキサーにかけて牛乳と生クリームを加えて、なめらかに。(写真b)再度、鍋に戻して、煮立てる。
6 好みでパセリをふって出来上がり。

> HOW TO

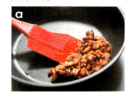
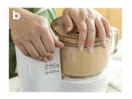

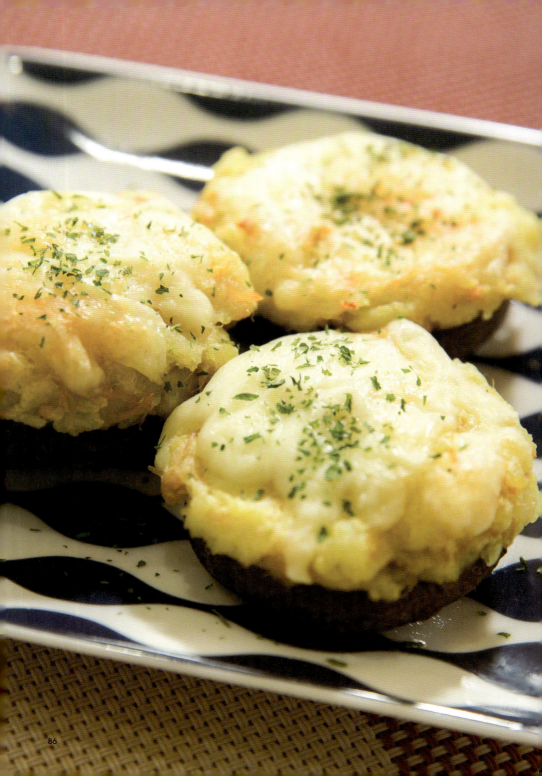

シイタケのマッシュポテト詰め

傘の中に、子ども好みの具材を詰めて、
チーズの蓋をして焼きました！

材料　(4個分)

生シイタケ …… 4個
ジャガイモ …… 1個
ツナ缶（ノンオイル）（約70g入り）…… 1/2缶
マヨネーズ …… 大さじ1
塩、こしょう …… 各少々
スライスチーズ …… 1枚
パセリ …… 少々

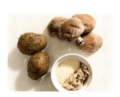

作り方

1 生シイタケは石づきを取って、軽くふく。
2 ジャガイモは皮をむいて、乱切りにして耐熱皿に入れ、少量の水をかけてラップをし、600Wの電子レンジで4分加熱し、熱いうちにつぶす。(写真a)
3 2にツナとマヨネーズを、混ぜ合わせ、塩、こしょうを加えて味をととのえる。
4 1の傘の部分に3をスプーンで入れて、スライスチーズ1/4をのせる。(写真b)
5 オーブントースターで2分程焼く。チーズがとろりと溶けたら焼き上がり。パセリを散らして完成。

> HOW TO

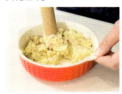
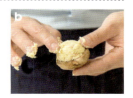

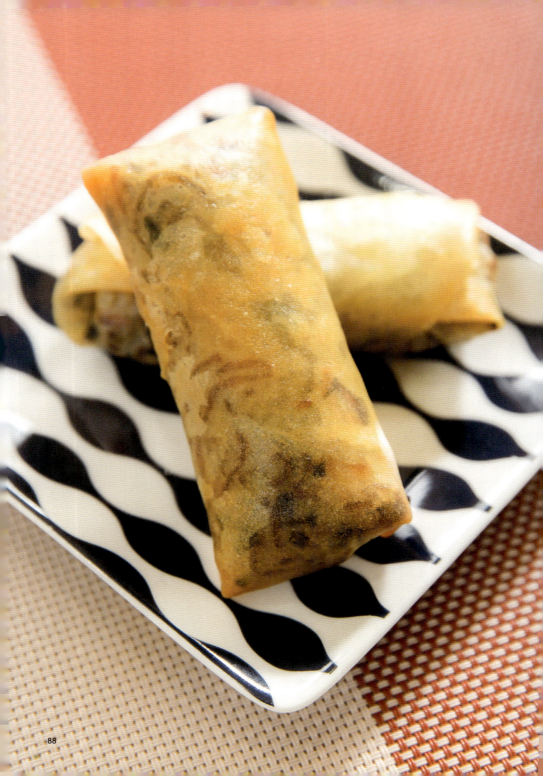

シイタケたっぷり春巻き

レンコンのシャキシャキ感で、
シイタケの食感が気になりません!

材料

- 生シイタケ …… 3個
- ニラ …… 1/2袋
- 豚ひき肉 …… 150g
- レンコン …… 50g
- 春雨（乾燥）…… 30g
- すりおろしニンニク …… 小さじ1/2
- すりおろしショウガ …… 小さじ1/2
- ゴマ油 …… 大さじ1
- ★鶏ガラスープの素 …… 小さじ1
- ★しょうゆ …… 大さじ1
- ★みりん …… 大さじ1
- ★オイスターソース …… 小さじ1
- ★酒 …… 大さじ1
- ★砂糖 …… 大さじ1
- 春巻きの皮 …… 10枚
- 水溶き片栗粉 …… 適量
- 揚げ用サラダ油 …… 適量

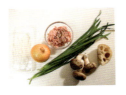

作り方

1. 生シイタケは石づきを取って、みじん切りにする。
2. ニラは2cm幅のざく切りにする。
3. レンコンは皮をむいて、5mm角の粗みじん切りにする。
4. 春雨はゆでて、柔らかくもどしてからざく切りにする。
5. フライパンにゴマ油をひいて、すりおろしのニンニク、ショウガを入れて香りが出たら、豚ひき肉、1、2、3の順に加えて炒める。（写真a）
6. ある程度火が通ったら春雨と★を入れてさらに炒め合わせる。（写真b）
7. 春巻きの皮に6をのせて包む。包み終わりを、水溶き片栗粉で閉じる。
8. フライパンにサラダ油を入れて7を揚げ焼きにする。

> HOW TO

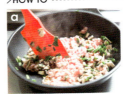 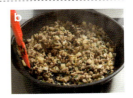

ONE POINT　具を炒めるときに、しっかりと水分をとばすことで、揚げ焼きの時に、形くずれが防げます！

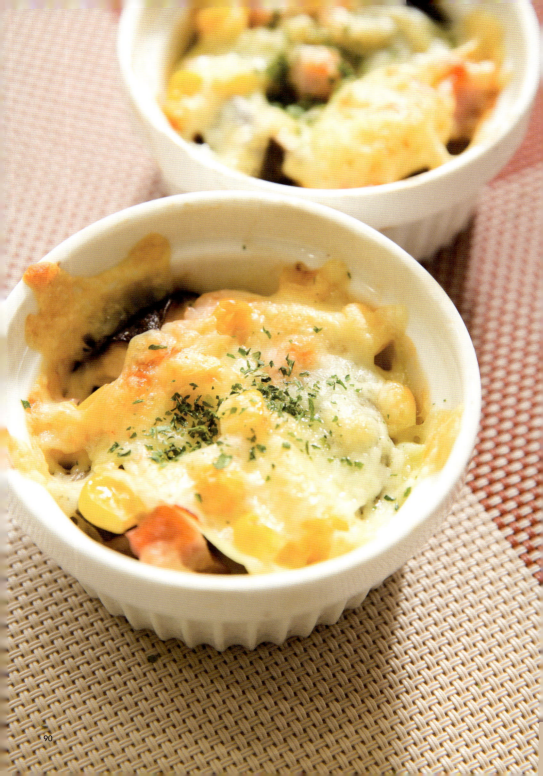

シイタケの
ミニグラタン

子どもが大好きなマヨネーズ焼きを。
グラタン風にアレンジしました！

材料 （カップ2個分）

生シイタケ …… 2個
薄切りベーコン …… 1枚
ジャガイモ …… 1個
無塩バター …… 3g
粒スイートコーン …… 大さじ1
マヨネーズ …… 小さじ2
黒こしょう …… 少々
粉チーズ …… 小さじ2
乾燥パセリ …… 少々

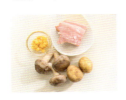

作り方

1 生シイタケは石づきを取って1/8に切る。
2 薄切りベーコンは1cm幅に切る。
3 ジャガイモは皮のままよく洗い、0.5mm幅の薄切りにする。
4 **1**と**2**と**3**と粒スイートコーンは無塩バターで炒める。
5 **4**を二等分し、耐熱のカップに入れ、上からマヨネーズを，小さじ1程度入れ、お好みで黒こしょうを振る。
6 粉チーズを散らして乾燥パセリをふり、オーブントースターで15分焼く。

ONE POINT

シイタケの軸には、栄養がたっぷりなので、細かく刻んで入れてあげるとよい◎

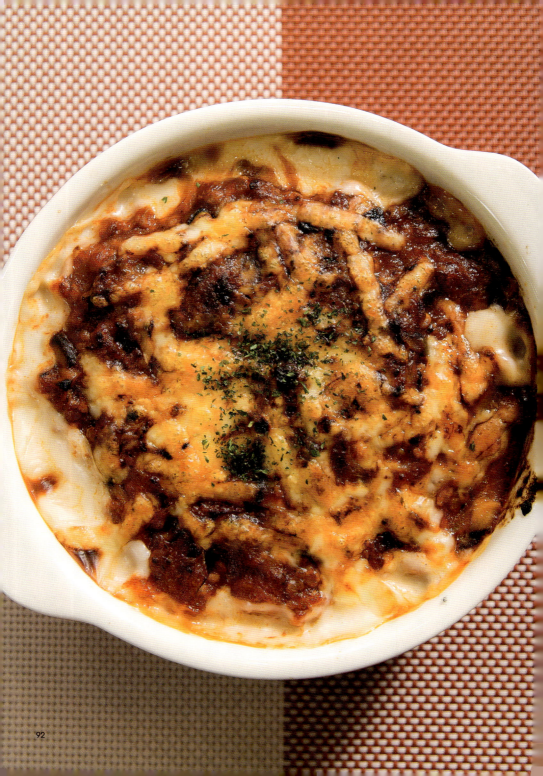

シイタケの トマトチーズドリア

トマト＋ホワイトソースで、レストランの味。
ご飯もいっしょに食べる、とろとろのドリアに！

材料 （2人分）

ご飯（炊いて）…… 150g
無塩バター …… 5g
生シイタケ …… 2個
ニンジン …… 10g
タマネギ …… 1/2個
オリーブ油 …… 小さじ1
ニンニク …… 1片
豚ひき肉 …… 60g
顆粒コンソメスープの素 …… 大さじ1
★トマト缶詰（約400g入り）…… 1/2個
★トマトケチャップ …… 大さじ1
★ウスターソース …… 大さじ1
水 …… 50㎖
市販のホワイトソース …… 200g
とろけるチーズ …… 30g
黒こしょう …… 少々

作り方

1 生シイタケは石づきを取って、みじん切りにする。
2 タマネギは薄切りにする。
3 ニンジンはよく洗い、皮ごとみじん切りにする。
4 フライパンに無塩バターを入れて溶かし、3と半量の1、2を炒め、火が通ったらご飯を加えて、さらに炒める。
5 別のフライパンにオリーブ油を入れて、みじん切りにしたニンニクを炒め、香りが出たら、残りの1、2と、豚ひき肉、顆粒コンソメスープの素を炒める。火が通ったら★と水を入れて煮込む。（写真 a,b）
6 耐熱の容器に、4、5の順に入れ、ホワイトソース、とろけるチーズ、黒こしょう散らして、オーブントースターで焼く。チーズがトロリと焼けたら出来上がり。

> HOW TO

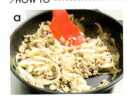
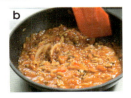

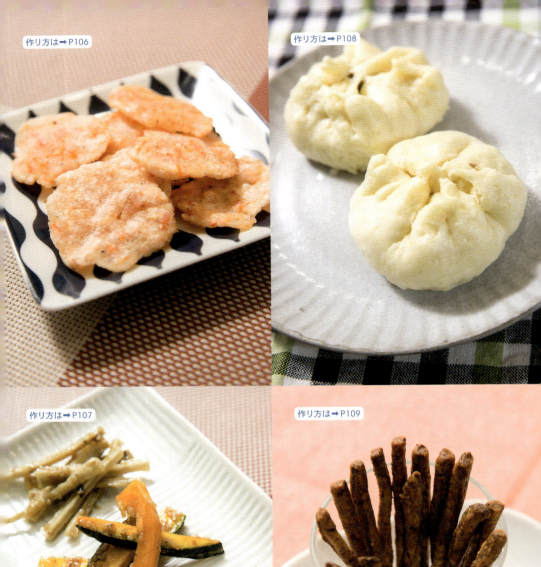

噛み噛み食習慣で
体をつくる

「食べる力」を支える「しっかり噛める力」をつけるために。
歯科医師から8つの提案をしています。

食べることと
咀嚼力について

　咀嚼（そしゃく）などの「食べ方」の重要性は、消化吸収を促す栄養面だけにとどまりません。これまでの研究によれば、咀嚼運動は、食物粉砕過程で生じる口腔感覚がフィードバックされることで脳の広い範囲が活動する運動であることが示されています。すなわち、よく噛む運動は、脳の広い範囲を使った運動であり、食べ方の食育の観点からすると脳の発達に重要な意義を持つことが示唆されています。

　80歳になっても自分の歯を20本以上保とう。をテーマに、歯科医師で構成されている8020推進財団は噛む8大効用として『ひみこの歯がいーぜ』と言う標語を提唱しています。

ひ 肥満を防ぐ

　よく噛むと、脳にある「満腹中枢」が刺激され、満腹感を感じやすくなります。

　逆に「早食い」や「噛まない」といった行為は満腹中枢への刺激が遅くなり、結果食べ過ぎにつながります。たくさん噛むことによって「食べすぎを防止する」効果が期待できます。よく噛むことこそダイエットの基本です。

み 味覚の発達

　しっかり噛めば噛むほど「食材の本来の味」がわかります。特に味覚の発達する2歳〜幼少期の間がとても重要です。食べ物の中にあるいろいろな香りや味を、よく噛みながら口全体に広げて感じることが味覚の発達につながります。

　濃い味に、人はすぐに慣れてしまいますので、できるだけ薄い味付けにして、素材本来の持ち味を味わうよう心がけましょう。

こ 言葉の発音がはっきり

　歯並びがよく、口をはっきり開けて話すと、きれいな発

COLUMN
定番のおかずで、噛む力をUP！

「カレーやシチュー」で。

具の野菜を大きめに切ります。ゆで野菜、(ブロッコリー、パプリカ、オクラ、レンコン、ゴボウ)や、焼き野菜(カボチャ、サツマイモ、ナス、ピーマン)を煮込まずに添えることで、噛む効果が期待できます。

音ができます。よく噛むことは、口の周りの筋肉を使いますから、表情がとても豊かになります。
　元気な顔、若々しい笑顔は、あなたのかけがえのない財産です。

⓪ 脳の発達

　よく噛む運動は脳細胞の動きを活発化します。顎を開けたり閉じたりすることで、脳に酸素と栄養を送り、脳が活性化するのです。そのため子どもの知育を助けます。
　高齢者の認知症の予防にも大いに役立ちます。

は 歯の病気を防ぐ

　よく噛むと唾液がたくさん出て、口の中をきれいにします。この唾液の働きが、虫歯になりかかった歯の表面を元に戻したり、細菌感染を防いだりして、虫歯や歯周病を防ぐのです。
　また、唾液がたくさん出ることで、ほかの臓器の働きがスムーズになり、消化酵素の分泌が促進され、腸の動きがよくなるので、糖尿病や高血圧などの生活習慣病の予防も期待できます。

が がんを防ぐ

　唾液に含まれる酵素には、発がん物質の発がん作用を消す働きがあるといわれ、それには食物を30秒以上唾液に浸すのが効果的なのだとか。

「ひと口で30回以上噛みましょう」とよく言いますが、よく噛むことで、がんも防げるのです。

（い） 胃腸の働きを促進する

「歯丈夫、胃丈夫、大丈夫」と言われるように、よく噛むと消化酵素がたくさん出ますが、食べものがきちんと咀嚼されないと、胃腸障害や栄養の偏りの原因となりがちです。

偏食なく、何でも食べることが、生活習慣病予防にはいちばんです。

（ぜ） 全身の体力向上と全力投球

よく噛むことで食べた食物は、栄養がしっかりと吸収され、エネルギーとして使われます。それが活動力や集中力の向上につながります。

また、よく噛むことで顎や口周りの筋肉が強くなるので「くいしばる」が、できます。「ここ一番」の力が必要なとき、丈夫な歯があれば、ぐっと力を入れて歯を食いしばることができ、大きな力が湧きます。

この力は、日常生活のさまざま場面での自信につながります。

COLUMN
定番のおかずで、噛む力をUP！

「オムライス」で

ケチャップライスに、ごろごろした肉や野菜を入れると噛む回数が自然とUP。ベーコン、ソーセージを「鶏肉」にチェンジ。「キノコ」や「レンコン」をプラスします。

歯科医師から見た食べる力を支える「食育」

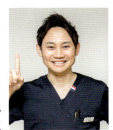

　日々の臨床において、子どもの虫歯の本数はかなり減っています。これは予防歯科の普及やフッ素入り歯磨き粉の浸透、保育園や幼稚園におけるフッ化物洗口の効果の現れだと思います。しかし、逆に増えているものがあります。それは、歯並びの悪い子どもです。

　叢生と言われる、歯並びがガタガタしているケース、前歯同士がかみ合っていない開咬と呼ばれる状態など、さまざまな不正歯列、不正咬合のケースが増えています。

　歯は、歯の周りにある骨（歯槽骨）が成長しないと正常な位置に出てきません。骨（歯槽骨）が成長しない原因の一つに「食べ方」があります。

　柔らかいものばかり食べていることで、骨（歯槽骨）の成長が不十分になり、口の周りの筋肉が緩み、歯が正常な位置に保てなくなってしまいます。

その意味で、前述した「噛むこと」というのは、栄養面以外にもさまざまな効果があるのです。

　食は人間の生活における基本的な営みの一つであり、健康な生活を送るためには健全な食生活は欠かせないものです。しかしながら近年、食生活を取り巻く社会環境の変化などに伴い、子どもの偏った栄養摂取や不規則な食事などの食生活の乱れ、肥満や過度の痩身、アレルギー体質などが多く見られるようになりました。また成人で増加傾向にある生活習慣病と、食生活の関係も指摘されています。

　今や望ましい食習慣の形成は、国民的課題となっています。

　特に、成長期にある子どもにとって、健全な食生活は健康な心身を育むために欠かせないものであると同時に、将来の食習慣の形成に大きな影響を及ぼすもので、とても重要です。

　反対に子どもの時に身についた食習慣を大人になって改めることは、非常に困難なことです。このため、成長期にある子どもへの食育は、健やかに生きるための基礎を培うと言っても過言ではありません。

COLUMN
定番のおかずで、噛む力をUP！

「パスタや、焼きそば」で

ごろごろした野菜、肉、魚介を入えます。野菜、肉などを大きめに切ります。焼きそば、には細かく裂いたエノキダケをプラス。炒めて麺に絡めます。太麺を使うのもよいでしょう。

これは、実は歯科医療と似ており、幼少期、学童期に押さえつけて歯科治療を受け、恐怖の経験をされた方は成人になってからも、歯科に対して抵抗が強く、通院できないというケースも多くあります。
　そのような方の、口腔内は非常に悪化している場合が多く治療内容も煩雑になる傾向があります。
　そのため、成長期にある子どもにおける、健全な食生活は、将来の食習慣の形成のためにも非常に重要なのです。
　また「食べ方」は乳幼児期、学齢期に口の成長に伴って発達します。この時期には噛み方、飲み方、味わい方などの「食べ方」を主とした食育が必要です。
　食べ物を口にしたときの味や匂いや刺激、食べることによって得る知識や体験や感動なども、食育にとっては大切な要素です。食べ物と食べ方の知識と体験があって初めて、食は健全な心身を養う糧となり、豊かな人間性を育むことができます。
　小児期（乳幼児・学齢期）からの食育では、「食べ方」を含めた食習慣づくりが大切なのです。
　平成21年7月に厚生労働省から出された「歯科保健

と食育の在り方に関する検討会」の報告書「歯・口の健康と食育〜噛ミング30（カミングサンマル）」では、食育の今後の方向性が示されています。

　報告書では、食を通して健康寿命を延伸するためには、その基盤となる小児期（乳幼児・学齢期）から高齢期に至るまで、食べる器官である口腔の健康と関連させて健康づくりの視点から「食育」を推進していくことの重要性が示されています。また、このような食育を推進する一助として、一口30回以上噛むことを目標して、噛ミング30（カミングサンマル）の推進が望まれる、としています。

　歯科からの食育では食べ方の特徴から以下の3ステージに分けて食育の推進が図られるよう示されています。
❶ 食べ方を育てるステージ（乳幼児期・学齢期）の食育
❷ 食べ方で健康を維持するステージ（成人期）の食育
❸ 食べ方で活力を維持するステージ（高齢期）の食育

　人生において、食は生きるためには不可欠な要素であり、また団らんや楽しさをもたらすエンターテイメント性も併せ持ちます。美味しく、楽しくそして健康的に生きるためにも、子どもの頃にしっかりと食育をしていく必要があると考えます。

COLUMN
定番のおかずで、噛む力をUP！

「サンドウィッチ」で

カットは大きめに。薄切りのときは、トーストのパンを使うほうが、噛む力はUPします。野菜は、キュウリなどのシャキシャキ野菜をプラス。卵サンドのゆで卵は荒くつぶします。

管理栄養士からの
アプローチ

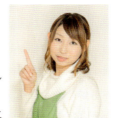

　「食べ方」を考えた食事を提案します。

　子どもの「偏食」や「好き嫌い」には様々な原因があります。例えば初めて食べたときの「見た目」や「味」がよくなかったり、調味料の味が好きになって素材の味では食べられなくなってしまったり……。食材の味付けや調理法、提供の仕方によって「偏食」や「好き嫌い」が起こります。

　そのほかの原因として挙げられるのが「食べにくいことによる好き嫌いや偏食」です。

　また、現代では顎が小さく、噛むこと、噛みちぎることがしにくいお子さんが増えてきています。「噛む力がないから食べにくくて食べたくない」等といったことが原因となる偏食があります。

　幼いころから、柔らかい食事や食べやすく細かく切った食事などを続けていると、噛む力が弱く、噛み合せも

悪くなることがあります。
　しかし、「よく噛んで食べましょう」といっても、毎日の食事を常に意識して食べることは子どもにとっても大変ですし、なかなか続かないもの。そこで重要になってくるのが「自然と噛むようになる食事」です。食材の切り方や組み合わせ方、調理法によって噛む回数を増やせます。自然と噛むようになる食事を作ってあげることで、「噛む」という行動が促され、よく噛んで食べるようになります。

COLUMN
定番のおかずで、噛む力をUP！

ソース

デミグラスソースは、シメジ、マッシュルーム、などをプラス。和風ソースには、エノキダケ、ナメコ、ピーマン、ニンジン、などをプラス。

「噛む力」をつける、おやつレシピ

簡単エビせん

カリッと噛みごたえ。
香ばしいカルシウム入り！

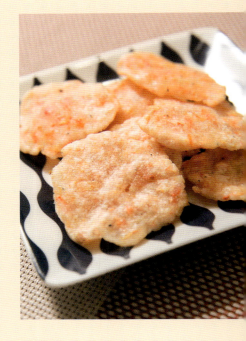

材料

乾燥エビ（今回は桜えび使用）
　……2g（1袋）
水……大さじ2
米粉（上新粉）……50g
塩……ひとつまみ
油……適量

作り方

1. 米粉と塩を混ぜ、水を少しずつ入れてこねる。
2. 1に干しエビを加え、大さじ1/2の水を入れて、さらにこねる。（写真a）
3. 2をひとまとめにして細長く伸ばし、1cm長さに切る。
4. クッキングシートを広げて、その上でひとつずつ手のひらでつぶして、丸いせんべいの形を作る。
5. 鍋に油を多めに入れて4を揚げ焼きにする。（写真b）
6. 表面が少し色づきいたところで裏返し、両面揚げ焼きにしたら、キッチンペーパーにのせて油をきり、完成。

> HOW TO

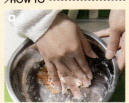

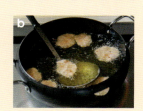

野菜かりんとう

揚げたままでもOK！
蜜にからめて人気おやつに変身！

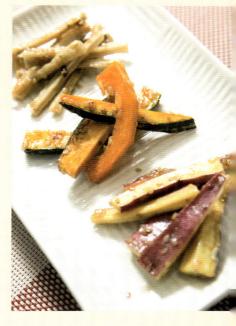

材料

サツマイモ …… 100g
ゴボウ …… 1/2本
カボチャ …… 100g
米粉 …… 100g
油 …… 適量
★砂糖 …… 60g
★水 …… 大さじ2
★白ゴマ …… 大さじ3

作り方

1. サツマイモは皮ごとスティック状に切り、水にさらす。
2. ゴボウは皮をこそげ取り、スティック状に切り、水にさらす。
3. カボチャもスティック状に切る。
4. 1、2、3に米粉をまぶし、170℃の油で揚げる。
5. ★は鍋もしくはフライパンに入れて、4を入れとろみがつくまでからめる。(写真a) くっつかないように、離して粗熱を取る。

> HOW TO

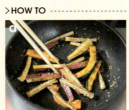

簡単手作り肉まん

具材にタケノコやレンコンを加えると、
食感がよく、噛む回数もUP！

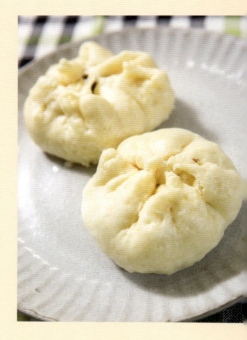

材料

生地

- ホットケーキミックス …… 150g
- 牛乳 …… 大さじ4
- サラダ油 …… 小さじ1

具

- 豚ひき肉 …… 100g
- 長ネギ …… 1/2本
- シイタケ …… 2個
- ★オイスターソース …… 小さじ1
- ★すりおろしショウガ …… 小さじ1
- ★ゴマ油 …… 小さじ1
- ★しょうゆ …… 小さじ1/2
- ★酒 …… 少々
- ★塩 …… 少々
- ★こしょう …… 小さじ1
- ★片栗粉 …… 小さじ1
- 水 …… 150㎖

作り方

1. ホットケーキミックスに牛乳、サラダ油を加えて混ぜ合わせ、4等分にする。
2. 長ネギはみじん切りにする。
3. シイタケは石づきを取ってみじん切りにする。
4. 2、3と豚ひき肉・★は混ぜ合わせ、4等分にする。
5. 生地を丸く伸ばして、4の具を包み込む。(写真a,b)
   ※真ん中が少し厚くなるように伸ばすのがポイント
6. フライパンにゴマ油（分量外）を敷いて4を並べ、中火で加熱する。30秒ほどしたら水を加えて蓋をして、8分ほど蒸し焼きにする。(写真c)
7. 蓋を取り、水分が残っていれば水気をとばして完成。

> HOW TO

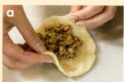

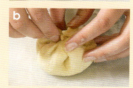

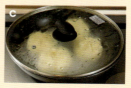

「噛む力」をつける、おやつレシピ

野菜プリッツ

市販プリッツはカロリーも高く油も多い。
手作りならヘルシーで栄養価も高い！

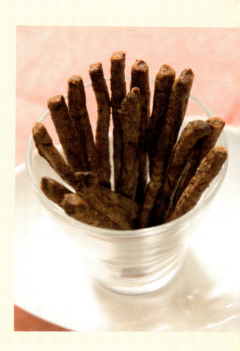

材料

ニンジン …… 50g
パセリ …… 5g
薄力粉 …… 100g
粉チーズ …… 小さじ3
サラダ油 …… 大さじ1.5
塩、こしょう …… 各少々

作り方

1 ニンジンはすりおろす。パセリは細かく刻む。
2 ボウルに小麦粉、粉チーズ、塩、こしょうを入れてよく混ぜ、1、サラダ油を加えてこねる。
3 まとまったらジップロックに入れて、麺棒で平たく伸ばす。
4 3は平たくなった状態で冷蔵庫で15分～30分生地を休ませる。
5 4は2～4mm幅のスティック状に切る。
6 天板にクッキングシートを敷いてスティック状の生地を並べる。
7 オーブンを180℃に予熱し、8分、6を焼く。
　※焦げるようなら途中でアルミホイルを上からかぶせてください。
8 焼き上がったら粗熱を取って完成。

豆とおイモの甘辛

大豆とサツマイモの甘さが
じんわり広がります。

材料

大豆水煮 …… 100g
サツマイモ …… 120g
ちりめんじゃこ …… 10g
浸し汁
★しょうゆ …… 大さじ2
★砂糖 …… 大さじ2
★酢 …… 大さじ1
油 …… 大さじ2

作り方

1. 大豆の水煮はさっと水洗いする。サツマイモは一口大に切って耐熱皿に入れて水でぬらしたキッチンペーパーをかけ、その上からラップをふんわりかけ、600Wのレンジで2分加熱する。
2. フライパンに油をひいて中火〜強火に熱し、**1**を入れ、大豆とサツマイモがくっつかないようにフライパンを揺すりながら2分ほど加熱する。大豆とサツマイモに火が通ったら中火で、約3分加熱する。
3. こげ目がつき、大豆の衣が白くカリカリになったら火を止め、余熱で1分放置する。
4. ボールに★を混ぜ合わせて。**3**を10分くらい浸す。

「噛む力」をつける、おやつレシピ

おやついなり

シャキシャキした根菜入り。
間食にもおススメの一品です！

材料

米 …… 1合
ニンジン …… 2cm（約40g）
レンコン …… 3cm（約40g）
タケノコ …… 3cm（約40g）
ひじき（乾燥）…… 5g
すし酢
★酢 …… 60g
★砂糖 …… 1／4袋　　？
★塩 …… 4枚
油揚げ（小）…… 4枚
☆しょうゆ …… 100mℓ
☆みりん …… 小さじ1
☆砂糖 …… 小さじ1
☆水 …… 50mℓ

作り方

1 ニンジン、レンコン、タケノコは細かく刻む。
2 ひじきは水で戻して水洗いをし、水けをきる。
3 米をといで、1合分の水を加えたら1、2を上にのせて炊く。
4 油揚げは1／2に切って熱湯をかけて油抜きをし、袋状になるように開く。
5 鍋に4と☆を入れて10〜15分ほど煮る。
6 炊き上がったご飯は。熱いうちに、合わせた★を加え、うちわで仰ぎながら切るように混ぜ、酢飯を作る。
7 汁気をきった5に6を詰めて完成。

おから入りピザ

おやつでも、食事でも大人気。
腹持ちもよく、体によいピザ！

材料 （2人分）

生地
生おから …… 60g
強力粉 …… 90g
ドライイースト …… 3g
砂糖 …… 小さじ1
湯 …… 50㎖
塩 …… 1つまみ
オリーブ油 …… 大さじ1/2
サラダ油 …… 小さじ1

ソース
ニンニク …… 1かけ
サラダ油 …… 少量
★トマト缶 …… 300g
★ケチャップ …… 大さじ2
塩、こしょう …… 各少々
トッピング …… 好みで各適量
☆ピーマン、しめじ、ベーコン、
　ミニトマト、粒コーンなど
ピザ用チーズ …… 60g

作り方

1. ボウルにおから,強力粉.を入れてよく混ぜ合わせる。
   ※おからがダマにならないように注意！
2. 1の中を、砂糖・ドライイーストのエリア、塩・オリーブオイルのエリアに分けて、それぞれを加え、そこに湯を注ぎ入れ、指先で混ぜながらまとめていく。
3. しっかり混ざったら、二つに分けて丸めて、ラップに包み10分ほど置く。
4. トッピングの☆は、食べやすく細切りしておく。
5. ソースは、フライパンにサラダ油をひいてみじん切りにしたニンニクを入れて弱火で炒め、香りが出てきたら★を入れて煮詰め、塩、こしょうで味をととのえる。
   ※ソースを作る時間がない時は「ケチャップ」や「ミートソース」でもOK！
6. 台に打ち粉（分量外の小麦粉）をして3を置き、麺棒でつぶしてから、好みの厚さに円状に伸ばす。
7. 6に5のソースを塗り、トッピングの材料、ピザ用チーズを散らす。
8. オーブン210℃で10分焼いて完成。

「噛む力」をつける、おやつレシピ

手作りグミ

人気おやつのグミも、
とっても簡単に作れます！

材料

好みの果汁100％ジュース …… 100㎖
砂糖 …… 大さじ1
レモン汁 …… 大さじ1/2
ゼラチン …… 5g

作り方

1. 鍋にジュースを入れて加熱する。
2. 1に砂糖を入れて溶かし、あくが出たら取る。
3. 2にレモン汁を加えて混ぜ合わせ、約半量になるまで煮詰める。
4. 半量になったらふやかしておいたゼラチンを入れて溶かす。
5. シリコン型に4を流しいれて粗熱を取ったら冷蔵庫で30分冷やし固める。
6. 型から取り外して完成。

フルーツ大福

子どもも大人も
大好きな季節の果物入り和菓子。

材料 （8個分）

好みのフルーツ
（イチゴ、キウイ、ブドウ など）…… 8個
白玉粉 …… 100g
片栗粉 …… 大さじ2
水 …… 100㎖
こし餡 …… 160g

作り方

1. フルーツは一口大に切り分ける（ブドウなどはそのままで）。
2. こし餡はラップに1個分ずつ秤分けて丸めて平らに伸ばし、フルーツを包むようにラップごと包む。
3. 白玉粉は耐熱容器に計量し、水を加えて混ぜ合わせる。
4. 3はふんわりラップをかけて600Wのレンジで2分加熱する。
5. 4はよく混ぜて再度レンジで1分20秒加熱する。
6. さらにかき混ぜて、半透明になったら片栗粉の上に広げる。
7. 少し冷ましたら8等分にして薄く広げる。
8. 生地の真ん中に2をのせて包んだら完成。

おしまいに

「美味しい予防医療」
「明るい高齢者医療」を目指して

歯科医が考える、「美味しい予防医療とは」

　私が、「食」に着目し「Ryuメディカルクッキング」をスタートしたのは、「まえがき」にも書いたように、歯の治療後に生活習慣病に罹患してしまった患者さんがいたことがきっかけでした。

　糖尿病、高血圧、脂質異常などになってしまうと食事制限をしなくてはいけなくなります。そうなると家族の中で食事メニューを変える必要が出たり、"味気ない"まさに病院食のようなものを食べている方もいらっしゃいます。せっかく歯を治したのにもかかわらず、美味しいものが食べられないのでは治療した意味がなくなってしまいます。

　また、現在の日本において平均寿命と健康寿命の差が10年近くあるということが社会問題となっています。この差の10年というのはいわゆる「介護」が必要だったり、自身単独ではなかなか生活できない状態と言われる期間です。少子高齢化における我が国においてはいかに、健康寿命を延伸できるかが住み良い社会づくりのポイントとなるわけですが、この健康寿命を短くしてしまう大きな原因が生活習慣病なのです。

しかしこの予防すべき生活習慣病ですが、予防医療は今の日本の医療保険制度では行うことが非常に難しいのが現状です。国民皆保険制度は、「病気に対して治療を行う」という考えが根幹であるため、予防のために何かをするということは、保険制度からは対象外とされます。しかし現代において、社会で、個々で予防医療を実践していくことはとても大切となります。

　さてこの予防医療を家庭レベルに落とし込むとどんなことができるでしょうか。それは、「食」と「運動」です。「食」は生きる上で必要であり、毎日行うことでもあります。私は、予防医療の観点から家庭で実践できる「食の提案」を提供したいと考えています。

生活習慣病に対して、歯科医師からの提案

糖尿病の人が気をつけたい食事とは

　私たちが日々、元気に仕事や家事をするためにはエネルギーが必要となります。そのエネルギー源となるのが、炭水化

物などの糖質を消化してできるブドウ糖です。ブドウ糖が血液中から全身の細胞に取り込まれて身体を動かすエネルギーとなるのです。

　この血液中のブドウ糖を「血糖」といいます。ご飯やパンなどの炭水化物を摂ると血糖値が上がり、エネルギーとして消費されると血糖値が下がるしくみになっています。このとき、膵臓からインスリンというホルモンが分泌され、全身の細胞にブドウ糖を取り込んでエネルギーとして利用したり、貯蔵したり、タンパク質の合成などに使われます。そうして、血糖値を常に一定の範囲内に保つようになっているのです。

　ところが、糖尿病の人は、インスリンの量が少なかったり、分泌されてもうまく働かなかったりして血糖値が高いままになってしまいます。この状態が長く続くと、脳卒中や心筋梗塞などの病気を発症したり、目の障害や腎臓病、神経障害などの合併症を引き起こしたりする危険性があります。

　糖尿病そのものには自覚症状がほとんどないため、気づいたときには手遅れになることもあります。家族に糖尿病の患者がいる人や、偏食が多く、不規則な食生活を送っている人は定期的に検査するようにしましょう。

　糖尿病と診断された場合には、食事療法が必要になります。摂取カロリーを制限して血糖値をコントロールするのです。カロリー制限をすると、甘いものや油の多いものが食べられなくなり、味気ない料理になると思われがちですが、「Ryu

メディカルクッキング」では、誰もが美味しく食べられるように工夫しています。

　まず、食材に関しては、糖質の少ないものを多く取り入れます。糖質の少ないものというと野菜が思い浮かびますが、野菜のなかにも糖質の多いものがあります。

　例えば、ニンジンやジャガイモ、タマネギなどがそうです。料理をするときには、キュウリなどの水分の多い野菜やホウレンソウやレタスなどの葉もの野菜を使いましょう。また、海藻やコンニャクなどはカロリーが低く、食物繊維が豊富なので、積極的に使いたい食材です。

　調理するときには、カロリーを抑えるため、できるだけ油を使わないようにします。たとえば、トンカツを調理する場合には、豚肉に煎ったパン粉をつけて、さらにグリルかオーブンで焼きます。そうすると、油で揚げたトンカツと同じような食感や味わいになるのです。ボリュームがあり、満足感を得られます。

　パスタの場合は、麺を通常の１人前の量の半分にして、少なくした分をヘルシーな野菜を加えることでカサを出します。もやしやきゅうりなどを使えば、ボリュームもあり、本人だけでなく、家族も美味しく食べることができます。

高血圧の人が気をつけたい食事とは

　私たちの身体のなかには血液が流れていますが、血流が血

管の壁に当たるとき、圧力がかかります。これを血圧といいます。

　高血圧とは、血管の内側にかかる圧力が強いことを意味します。圧力が強いと血管壁に負担がかかり、傷ができやすくなります。血管に傷ができると、止血作用のある血小板が傷を塞ぎますが、血小板が集まりすぎると血栓（血の塊）ができ、血管を塞いでしまうのです。そうなると血液がうまく流れなくなり、脳梗塞や脳出血、心筋梗塞などを起こしやすくなってしまいます。

　血圧を上げる要因には、塩分の摂りすぎ、肥満、ストレス、運動不足、遺伝的な体質などがありますが、高血圧と診断されたら、まず、食事の塩分を減らすことが大前提になります。

　しかし、料理に塩気がないと、味も素っ気もなくなってしまいます。そこで、塩分に代わるものとして、うま味のあるものを加えるようにします。

　例えば、チャーハンを作る場合は、味付けの調味料の代わりに、ちりめんじゃこを入れます。そうすると、ちりめんじゃこのうま味と塩気で、調味料をほとんど入れなくても美味しくなるのです。ご飯を炒める油も4人分で小さじ1ぐらいにします。このように工夫すれば、塩分も脂質も減らすことができ、健康的な食事になります。

　エビチリなども作り方によっては塩分を控えめにできます。ネギを多めに刻んだ具だくさんのソースにしてエビにからめるのです。味付けはトマト缶やトマトケチャップにして、油は一

切使いません。そうすると、さっぱりした味付けになります。
　血圧を下げる効果のある成分には、血管の壁を柔らかくして血流をよくするDHAやEPAがあります。これらはサバやイワシ、サンマなどの青魚に多く含まれています。サバ缶やイワシ缶などの缶詰にも多く含まれていますから、うまく利用するといいでしょう。
　また、野菜や海藻、大豆製品などに含まれるカリウムは、体内で不要になった塩分（ナトリウム）や水分を排泄する働きがあります。バナナやメロン、キウイフルーツなどにも含まれていますので、食後のデザートとして食べてもいいと思います。
　カリウムと同様に、ナトリウムを排泄するものとして食物繊維があります。ゴボウや納豆、オクラ、芽キャベツ、インゲン豆、菜の花、モロヘイヤ、ナメコなどに多く含まれています。副菜として小鉢やサラダなどにして用意するといいでしょう。

脂質異常の人が気をつけたい食事とは

　脂質異常は、血液中の脂肪分が多すぎたり、少なすぎたりする状態のことをいいます。もう少し詳しくいうと、血液中の中性脂肪やLDLコレステロール（悪玉コレステロール）の数値が高すぎる場合だけでなく、HDLコレステロール（善玉コレステロール）の数値が低すぎる場合でも脂質異常とされるのです。
　脂質異常は自覚症状がないため、定期健診などで「数値に

問題がありますよ」といわれても放っておく人が多いようです。しかし、脂質異常をそのままにしておくと、血液がドロドロになり、動脈硬化が進行してしまいます。動脈硬化症とは、文字どおり、動脈が硬くなることで、血液がうまく流れず、心臓に負担がかかり、血管がもろくなって破れやすくなります。

　脂質異常と診断されたら、食べ方を変える必要があります。基本は、脂質を控えた食事を摂ること。とくにバター、ラード、パーム油、ヤシ油、カカオ油、肉の脂身など、飽和脂肪酸の多い動物性脂肪を摂りすぎないようにします。飽和脂肪酸はLDLコレステロールを増やす作用があり、動脈硬化を引き起こしてしまいます。

　一方、オリーブ油や、エゴマ油などの植物性油脂には、不飽和脂肪酸が多く含まれ、LDLコレステロールを減らす作用があります。また、サバやサンマ、イワシなどの青魚の脂には、血液をさらさらにするEPAやDHAが多く含まれ、動脈硬化の予防になります。

　肉料理をする際には、脂身の多いバラ肉ではなく、ヒレ肉やモモ肉、ササ身肉などを選びましょう。鶏肉の皮や脂身の部分は取り除いて調理します。油で揚げたりせず、グリルや網焼きで肉の脂を落としたり、しゃぶしゃぶのように湯通しして余分な脂を落とすようにします。

　また、炒め物にはフッ素加工のフライパンを使うと、油を使わなくても肉の脂だけで調理することができます。

摂食嚥下障害のある患者さんへの提案

　また超高齢社会の日本では、加齢や脳梗塞などの後遺症による「摂食嚥下障害」に悩む高齢者が増えています。「摂食嚥下障害」とは食べる機能、飲み込む機能が衰え、様々な影響を与えてしまう状態を言います。近年、高齢者の死因として「肺炎」が増加しておりますが、摂食嚥下障害になると、「誤嚥性肺炎」になる危険性もあります。

　摂食嚥下障害は、歯科の領域の一つでもあり、私にも依頼が来ることが増えてきました。摂食嚥下障害になると食材を細かく刻んだいわゆる「刻み食」が良いと考える人が多いのですが、機能の状態によって様々な食の形態（調理法）になります。

　ここで考えなくてはいけないのは、摂食嚥下障害を訴える患者さんが「ものが噛めない状態＝摂食障害」なのか、「飲み込む機能が衰えている状態＝嚥下障害」なのかをまず判断しないといけません。簡単に言うと刻み食は、噛む力が弱い方向けの調理法で、飲み込む力が弱い方には「とろみ」や「ゼリー食」が向いていると言われます。

　しかし、むせるからといって全ての人に対してゼリー食にするのではなく、摂食障害、嚥下障害には程度がありますので、医療機関で内視鏡や、造影検査などを行い、どのような状態なのかをきちんと調べる必要があります。それにより、患者さんにとってどんな調理法が良いかがわかるのです。

また摂食嚥下障害になると、二度と固形物（一般的な食べ物）が食べられなくなると悲観的になる人もいますが、リハビリを行うことで回復することがあります。脳梗塞などで、嚥下機能が低下し、一時的に胃ろう（胃に管を通して直接栄養を入れる）されている方でもリハビリに積極的に取り組むことでまたいつもの食事を食べることができることもあります。

　摂食嚥下障害に関しては、地域での取り組みも必要だと思っています。行政の高齢者保健課の担当者や、高齢者施設のスタッフの方達に「摂食嚥下機能が衰えてもリハビリで回復する可能性がある」ということを知ってもらい、リハビリの方法や食事の工夫についての知識を持ってもらいたいと考えています。

　飲み込むという機能は実は非常に複雑な動作を行い、様々な筋肉が連動して動きます。そのため疾患を抱えなくても、高齢になることで筋肉が弱くなることで発症することもあります。例えば、独居となり外出頻度が減り、周りの方と触れ合う機会が減った高齢者の方など、実は食べること以外にも会話量が減ったり、笑ったりする頻度が減ることで飲み込む機能というものは衰えてしまいます。発声することや、笑うことというものは、実は飲み込むことと非常に関連性があります。食べるという行為は人生に置いて非常に大切であり、楽しみな、言うならば人生のエンターテイメントの一つです。

　ここからは個人的な考えですが、高齢者になりむせるから

全てを変えてしまうのではなく、少しむせても「今日は大好きな〇〇にトライしてみよう！」などといった生きがいをサポートする医療の整備が地域でできれば良いなと考えています。
　少なくとも本人が生きたい、受けたい、高齢者の医療の整備を今すべきだと考えています。
　最後に。歯科は、歯を治すだけが仕事ではありません。しっかりと食べれるようになり、飲み込めるようになり、またそれが健康に付随するサポートをするべきだと私は考えています。
　病気になったから、高齢になったからといって、美味しい料理を諦めることはありません。食事は毎日の生活の活力になるものです。味気ない食事では元気も出なくなってしまいます。病院食のような料理とはおさらばして、美味しい料理に出合って欲しいと思います。
　歯科医として。子どもから、大人、高齢者まで、口から食べること、それも美味しく食べることを諦めないための、提案とアプローチを行っていきたいしていきたいと思います。

あとがき

　私のクリニックには、おかげさまで毎日100人を超える患者さんが来院されます。その中には非常に健康意識が高く、歯科医師である私も「すごい！」と感心するような質の高い健康管理をしている方もいらっしゃいます。

　しかし、一方で健康に関する知識が不足していたり、メディアで取り上げられたことを鵜呑みにしてしまう方も多いと感じます。

　歯科という診療科は、患者さんと非常に長い期間、治療や予防やメンテナンスで関わる医療機関です。その中で体調の変化に気づくことも多く、歯科医の立場から、「食」などを含めたアドバイスや健康指導ができなくてはいけないと感じております。

　そのために「Ryuメディカルクッキング」を立ち上げたのですが、当初から、現在に至るまで、代表管理栄養士の小川侑子さんは、私の考えの上に立って、創造的な栄養指導と美味しい料理レシピを考案して、発信してくれています。本書「嫌われ食材ワースト5でつくる美味しい食育レシピ」は、その一部で、子どもの食育をテーマにしたものです。

　発刊にあたり、あらためて小川管理栄養士をはじめ、メディカルクッキングに関わる全ての人に感謝を申し上げます。

　自分自身のためにも、大切な家族のためにも健康力をつけていきましょう。歯科医師として、皆さんの健康を全力でサポートしていこうと、改めて思う所存です。

2018年 11月　小嶋隆三

嫌われ食材ワースト5でつくる
美味しい食育レシピ

2018年12月18日　初版第1刷

著　者	小嶋隆三　小川侑子
発行者	坂本桂一
発行所	現代書林
	〒162-0053　東京都新宿区原町3-61 桂ビル
	TEL 代表 03(3205)8384
	振替 00140-7-42905
	http://www.gendaishorin.co.jp/
ブックデザイン	望月昭秀＋片桐凜子（NILSON）

印刷・製本 シナノパブリッシングプレス（株）
乱丁・落丁本はお取り替えいたします。

定価はカバーに表示してあります。

本書の無断複写は著作権法上での例外を除き禁じられています。購入者以外の第三者による本書のいかなる電子複製も一切認められておりません。

ISBN978-4-7745-1741-4 C0077